EXTRAIT

DES

RAPPORTS ET PROCÈS-VERBAUX

du Conseil départemental

D'HYGIÈNE ET DE SALUBRITÉ PUBLIQUE

DE MAINE-ET-LOIRE

—

1849 — 1866

—

ANGERS

IMPRIMERIE P. LACHÈSE, BELLEUVRE ET DOLBEAU
13. Chaussée Saint-Pierre.

—

1867

EXTRAIT

DES

RAPPORTS ET PROCÈS-VERBAUX

du Conseil départemental

D'HYGIÈNE ET DE SALUBRITÉ PUBLIQUE

DE MAINE-ET-LOIRE

—

1849 — 1866

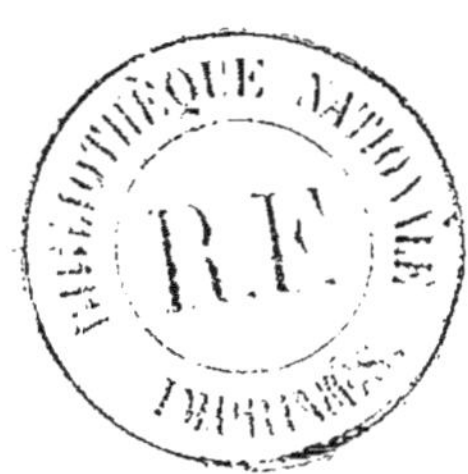

ANGERS

IMPRIMERIE P. LACHÈSE, BELLEUVRE ET DOLBEAU

13, Chaussée Saint-Pierre,

—

1867

1870

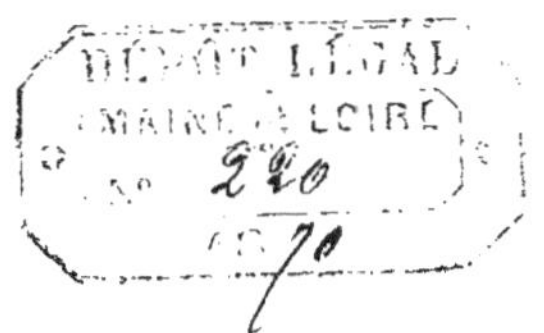

A MONSIEUR PORIQUET

PRÉFET DU DÉPARTEMENT DE MAINE-ET-LOIRE.

MONSIEUR LE PRÉFET,

Permettez au Conseil départemental d'hygiène de placer sous votre puissant patronage le volume dans lequel il publie un extrait des rapports auxquels ont donné lieu les nombreuses et importantes questions qui lui ont été soumises de 1849 à 1866.

Le Conseil serait heureux si vous pouviez trouver dans cet hommage l'expression de sa reconnaissance pour la bienveillance avec laquelle vous avez toujours encouragé ses travaux.

Le vice-président du Conseil,

TH. BIGOT.

Le secrétaire,

AD. LACHÈSE.

CONSEIL DÉPARTEMENTAL D'HYGIÈNE

—

Le Conseil départemental d'hygiène et de salubrité publique a été institué conformément à l'arrêté du Chef du Pouvoir exécutif, en date du 18 décembre 1848, et à l'arrêté de M. le Ministre de l'Agriculture et du Commerce, en date du 15 février 1849.

Avaient été nommés alors membres du Conseil : MM. Bigot, Laroche père, Mirault, Negrier, Ouvrard comme médecins ; Daviers, Lebreton et Ollivier-Gaillard comme chimistes ; Dupuit, ingénieur en chef, Lamé-Fleury, ingénieur des mines, Corroy, médecin-vétérinaire et Adolphe Lachèse, docteur en médecine.

Le 5 juillet 1849, le Conseil fut installé par M. G. Bordillon, remplissant comme préfet les fonctions de président. Dans cette séance M. Bigot fut élu vice-président, et M. Adolphe Lachèse secrétaire.

Par suite de décès ou de changements de résidence le Conseil départemental est actuellement composé de :

MM. PORIQUET, préfet de Maine-et-Loire, président.
BIGOT, docteur en médecine, vice-président.
Edouard LAROCHE, id.
MIRAULT, id.
JOUVET, id.
DAVIERS, id.
GUICHARD, id.
A. LEROY, pharmacien en chef des hôpitaux.
RAIMBAULT, pharmacien.
O. GRILLE, ingénieur en chef.
BROSSARD DE CORBIGNY, ingénieur des mines.
JEANNIN, médecin-vétérinaire.
Adolphe LACHÈSE, docteur en médecine, secrétaire.

CONSEIL

DÉPARTEMENTAL

D'HYGIÈNE

Fabrique d'Allumettes chimiques.

Le sieur Riotteau demande à être autorisé à continuer la fabrication d'allumettes chimiques dans l'usine créée par lui en 1845, au lieu dit le Figuier, commune d'Angers. Une seule réclamation a été formulée contre cet établissement par le sieur Dugrès, dont le jardin se trouve dans le voisinage immédiat des ateliers. L'usine de M. Riotteau se trouve aujourd'hui dans les mêmes conditions que lors de la première autorisation qui lui fut accordée, en 1845, par ordonnance royale, à l'exception d'un nouveau séchoir qui, à la suite du récent incendie dont a été victime cet industriel, vient d'être reconstruit sur un emplacement très-rapproché du jardin appartenant à M. Dugrès.

Ce nouveau séchoir est entièrement bâti en pierres et en fer, il n'entre dans sa construction aucun élément combustible, ce qui détruit toute chance d'incendie.

Quoique très-rapproché du jardin de M. Dugrès, il n'est pas établi sur le mur mitoyen. Du reste, la végétation de ce jardin est magnifique, et le propriétaire s'est uniquement plaint de ce que le raisin provenant des ceps de vigne immédiatement appuyés sur le faîte du mur mitoyen était altéré, ce qu'il attribue aux produits gazeux de l'usine de M. Riotteau.

Ce fait, d'une très-faible importance, n'a pu être vérifié, il est seulement constaté que les produits gazeux de cette usine, chassés par le vent, n'ont pas d'odeur sensible.

Par toutes ces considérations, le Conseil est d'avis d'accorder au sieur Riotteau l'autorisation qu'il sollicite, en lui imposant toutefois la condition peu onéreuse et à laquelle il souscrit volontiers, d'exhausser de deux mètres ses cheminées les plus rapprochées du jardin de M. Dugrès, afin d'enlever ainsi, par surcroît de précautions, tout sujet de plainte à ce voisin.

Le Conseil propose le projet d'arrêté suivant :

Nous, Préfet de Maine-et-Loire, etc.,

Vu la demande du sieur Riotteau, tendant à obtenir l'autorisation de continuer la fabrication d'allumettes chimiques au lieu dit le Figuier, commune d'Angers;

Vu les plans annexés à la demande;

Vu le décret du 15 octobre 1840, et l'ordonnance royale du 14 janvier 1845;

Vu les procès-verbaux d'enquête de *commodo et incommodo*, ouverts dans toutes les communes à cinq kilomètres de rayon, et clos un mois après leur ouverture ;

Vu la réclamation du sieur Dugrès, propriétaire audit lieu le Figuier, commune d'Angers ;

Vu le rapport du conseil départemental d'hygiène et de salubrité publique ;

Considérant que la fabrique du sieur Riotteau est disposée de façon à détruire autant que possible toutes les chances d'incendie ;

Qu'il ne sort par les cheminées de ses ateliers que des gaz non délétères, et provenant uniquement de la combustion du bois ;

Considérant que cette usine, par l'important développement qu'elle a pris depuis un petit nombre d'années, par le grand nombre de bras qu'elle occupe, est une source de travail pour une partie considérable de la classe ouvrière d'Angers, et a droit, par suite, à la protection de l'administration qui peut seule lui donner la première garantie de succès en lui assurant une stabilité indispensable pour toutes les opérations industrielles ;

Que si une réclamation s'est produite fondée sur l'influence nuisible du gaz, provenant de cette usine, sur la végétation du jardin voisin, cette réclamation isolée n'a pu être appuyée par des faits positifs ; que théoriquement, cette influence est d'ailleurs inadmissible, mais que toutefois il est facile, par quelques modifications légères apportées à l'état actuel de cet établissement, d'enlever tout prétexte de plaintes aux habitants du voisinage ;

ARRÊTONS :

ART. 1er. Le sieur Riotteau est autorisé à continuer la fabrication d'allumettes chimiques au lieu dit le Figuier, commune d'Angers, aux conditions exprimées dans l'ordonnance royale de 1845, savoir :

1o De n'employer ni chlorure de soufre, ni arsenic ;

2o De broyer à sec et séparément les matières premières dont on fait usage ;

3o De ne jamais préparer plus d'un litre du mélange détonant, qui devra être conservé dans la cave et plongé dans l'eau ;

4o De se livrer à cette préparation dans un atelier légèrement construit en planches, et qui devra être écarté de toutes les autres constructions ;

5o De faire le chauffage au bain-marie et non à feu nu, en excluant des étuves de séchage les allumettes garnies de pâte et tout approvisionnement d'allumettes combustibles ;

6o De déposer les objets fabriqués dans un local séparé qui ne présente aucun danger sous le rapport du feu ;

7o De se conformer aux autres mesures de précaution et dispositions que l'administration jugerait utile de prescrire dans l'intérêt de la sûreté publique.

ART. 2. Il devra en outre exhausser de deux mètres les cheminées de ses ateliers de séchage placées dans le voisinage du sieur Dugrès et désignées au plan des lieux par les lettres N, M et O.

Art. 3. Cette autorisation est accordée pour dix années.

Commissaires : MM. Cadot, Mirault.

BLAVIER, *Rapporteur.*

Adopté le 13 novembre 1852.

A l'occasion de ce rapport, un membre du Conseil (M. Ouvrard) dit qu'une plainte s'est élevée contre l'emploi du phosphore dans l'établissement dont il s'agit ; que plusieurs personnes ont contracté des maladies des os maxillaires et que le Conseil communal d'hygiène a dû faire à ce sujet un rapport à M. le Maire d'Angers. Le rapporteur fait observer que cette remarque ne peut rien changer au rapport, et que l'Administration conserve toujours le droit d'apporter telle modification qui semblerait utile au mode de fabrication.

Fabrique de Tuyaux de bois enveloppés de produits bitumineux.

Les sieurs Trottier, Schweppé et Cie demandent
à être autorisés à établir sur un terrain situé à Angers,
près les Fours à chaux, une fabrique de tuyaux de bois,
enveloppés de produits bitumineux. Les principes de
cette fabrication peuvent se résumer dans les termes
suivants : façon des tuyaux en bois — séjour de ces
tuyaux dans un bain d'huile essentielle à une température convenable — préparation et usage des produits
bitumineux — façon du mode d'assemblage des
tuyaux.

De ces différentes opérations, celle qui met en œuvre
les produits bitumineux a spécialement fixé l'attention
du Conseil, parce que seule elle peut présenter des
inconvénients pour les habitations voisines, en répandant dans l'atmosphère des gaz nuisibles ou d'une
odeur désagréable.

Le bois employé dans l'usine de MM. Trottier et Cie
est le sapin en billes de deux mètres. Ces billes, fixées
sur un chariot, descendant verticalement, y sont
maintenues de telle façon que leur axe corresponde

à celui d'une scie cylindrique de diamètre variable qui, par un mouvement rapide, y creuse un canal longitudinal et en sépare un cylindre de moindre diamètre sur lequel on recommence la même opération. Le premier tuyau, fait avec la pièce brute, est placé sur un tour, et son enveloppe extérieure est rendue cylindrique.

Ce tour et les scies cylindriques sont à présent mis en mouvement par un manége à deux chevaux auquel on compte substituer, d'ici à quelque temps, une machine à vapeur.

Les tuyaux façonnés sont plongés dans un bain d'huile essentielle, et après un séjour de plusieurs heures en sont retirés entièrement pénétrés de cette substance qui les protége contre les actions atmosphériques et la destruction par les vers.

Ils sont ensuite placés au-dessus d'un bain de bitume auquel on donne une consistance convenable en y ajoutant une suffisante quantité de schiste ardoisier pulvérisé, pour y être recouverts à l'intérieur et à l'extérieur d'une couche uniforme et adhérente de ce mastic bitumineux.

L'huile essentielle dont on fait usage dans l'opération précédente et le bitume sont les éléments constituants du coaltar, produit dans la distillation de la houille pour la fabrication du gaz d'éclairage. Ils sont séparés l'un de l'autre dans l'usine de MM. Trottier et Cie par la distillation dans une cornue en tôle. Après la vaporisation des huiles essentielles qui se condensent dans un récipient en forme de serpentin, on fait couler le bitume restant dans une grande cuve également en tôle. C'est alors que se répandent dans l'air des fumées abondantes d'une odeur désagréable qui pourraient causer préjudice aux habitants du voisinage si on ne prescrivait, dans l'arrêté d'autorisation de cette usine, quelques mesures de précaution fort simples qui consistent dans la conduite de tous les gaz à une cheminée de quinze mètres au moins au-dessus du sol, laquelle cheminée pourra évidemment servir pour l'appareil à vapeur qu'on se propose d'établir comme moteur.

Quant à la dernière opération, celle de la façon du pas de vis en cuivre, servant à relier les tuyaux les uns aux autres, elle n'est d'aucune importance pour l'objet qui nous occupe, aussi nous bornerons-nous à la mentionner afin de compléter la description succincte de l'atelier.

En résumé, le Conseil estime que l'établissement de MM. Trottier et Cie, qui introduit dans la commune une industrie nouvelle et destinée à prendre un développement considérable, doit être autorisé aux conditions énoncées dans le projet d'arrêté ci-joint :

Nous, Préfet de Maine-et-Loire, etc.,

Vu la demande de MM. Trottier et Cie, à l'effet d'obtenir l'autorisation d'établir, sur un terrain sis à Angers, près des Fours à chaux, une fabrique de tuyaux de bois enveloppés de produits bitumineux ;

Vu le plan annexé à cette demande ;

Vu le décret du 15 octobre 1810 et l'ordonnance royale du 14 janvier 1845 ;

Vu le procès-verbal d'enquête de *commodo et incommodo*, ouvert le 29 juin 1852 et clos le 29 juillet;

Vu l'avis de M. le maire d'Angers;

Vu le rapport du Conseil départemental d'hygiène et de salubrité publique;

Considérant que dans l'enquête sus-mentionnée il n'a été présenté aucune opposition contre l'établissement du sieur Trottier, mais qu'il importe de prévenir toute cause de réclamation ultérieure en prescrivant les précautions nécessaires pour que les produits gazeux de cette usine ne puissent devenir nuisibles et incommodes pour les habitants du voisinage;

ARRÊTONS :

ART. 1er. Les sieurs Trottier, Schweppé et Cie sont autorisés à établir sur le terrain, sis à Angers, près les Fours à chaux, une fabrique de tuyaux de bois enveloppés de produits bitumineux, aux conditions suivantes :

1o De faire arriver tous les produits gazeux de leur fabrication dans une cheminée de quinze mètres de hauteur au moins;

2o De se conformer aux autres mesures de précaution et dispositions que l'administration jugerait utile de prescrire dans l'intérêt de la sûreté publique.

Commissaires : MM. DAVIERS, OLLIVIER.

BLAVIER, *Rapporteur*.

Adopté le 13 novembre 1852.

Atelier d'Équarrissage du sieur Laillier, commune de Saint-Jean-de-Linières.

Le sieur Laillier demande l'autorisation d'établir un atelier d'équarrissage sur un terrain dépendant de la commune de Saint-Jean-de-Linières, situé à environ trois cents mètres de la route d'Angers à Bécon, et à la même distance, à peu de chose près, de l'habitation la plus voisine.

Cet établissement, qui fonctionne depuis déjà près d'une année sans autorisation, se compose uniquement d'une espèce de grange recouverte et placée à peu près au milieu d'un champ.

Dans l'intérieur de la grange existent plusieurs tas de chaux recouvrant en grande partie des débris d'animaux qui, lors de la première visite de la Commission, laissaient dégager une odeur putride tellement intense et insupportable, affectant la gorge, les yeux et l'odorat, qu'il était impossible de séjourner dans la grange et même dans le champ, sans éprouver une espèce de suffocation. Mais à une seconde visite, tout s'était amélioré, et on ne constatait dans l'intérieur de la grange qu'une odeur ammoniacale très-intense, mais qui ne pouvait s'étendre au loin.

Tel qu'il existe actuellement, l'établissement d'équarrissage pour lequel le sieur Laillier demande une autorisation est fondé sur un procédé qui, convenablement appliqué, peut faire disparaître toutes les causes d'insalubrité et de dégoût attachées à cette industrie, puisqu'il a pour effet la destruction des matières animales par la chaux vive employée à l'état sec.

Suivant la déclaration qui a été faite par le sieur Laillier, son procédé consiste à dépecer les animaux et à enfouir les morceaux plus ou moins volumineux et quelquefois des membres entiers dans de la chaux vive, pour en déterminer la décomposition, ou, pour mieux dire, la transformation en engrais animalisé. Or, le sieur Charles, qui était d'abord associé au sieur Laillier, et qui maintenant est seul à la tête de l'établissement, ce dernier ayant quitté le pays, a déclaré qu'il a été amené à son établissement une moyenne de 100 chevaux par mois (chiffre qui paraît fort exagéré), et qu'il fallait 5 hectolitres de chaux pour consumer complétement le cadavre d'un cheval de taille moyenne, en 4 ou 5 jours. Or aucune provision notable de chaux n'existe dans l'établissement, et le peu qu'il y en a est exposé à l'air libre et par conséquent à une altération inévitable qui la rend impropre au but qu'on se propose d'atteindre.

La Commission a cru devoir visiter l'établissement d'équarrissage établi depuis 1847 et dirigé par le sieur

Dupin-Latté, lequel a affirmé qu'il ne fallait pas moins
de 20 à 25 jours de séjour des chairs animales dans la
chaux vive pour que la décomposition fût complète,
déclaration qui a paru aussi exagérée, mais en sens
inverse, que celle du sieur Charles, qui admet que
4 ou 5 jours suffisent; la Commission pense que 10 à
15 jours doivent suffire. Le sieur Dupin dit aussi que
pour éviter que les émanations insalubres ne s'éten-
dent trop au loin, quoique son établissement soit déjà
fort isolé, lorsque dans un jour il peut réunir trois
animaux, chevaux ou bœufs, il fait cuire les chairs au
moyen d'une chaudière autoclave, ainsi que le lui
prescrit l'ordonnance royale du 25 mai 1847, qui autorise son établissement; mais que lorsqu'il n'a qu'un
ou deux animaux, il en place les chairs dans des fosses
à ce destinées, les enveloppe et les recouvre complétement avec de la tourbe carbonisée, et que dans ce
cas-là même aucune émanation ne se répand au dehors de l'établissement, ainsi que du reste on peut
s'en convaincre.

Afin de pouvoir apprécier plus certainement les
avantages et les inconvénients de la méthode employée
par le sieur Laillier, ou plutôt par le sieur Charles,
l'un des Commissaires (M. Cadot) a fait des expériences, et, en examinant les différentes phases de la
destruction des chairs depuis le premier jour de leur
mélange, ou mieux de leur stratification avec la chaux
vive en poudre, jusqu'à la formation de l'engrais livré
à l'agriculture et tel qu'il a été fourni par le sieur
Charles, il a pu constater que si l'opération qui a pour

but cette transformation des chairs est faite dans les conditions détaillées plus haut, le sieur Laillier peut sans danger pour la salubrité publique se livrer à son industrie.

Ce procédé de traiter les matières animales pour en former de l'engrais ne paraît du reste pas avoir été déjà employé, et, sans pouvoir se prononcer sur la valeur relative ou absolue de cet engrais, la Commission pense cependant que cette industrie mérite d'être étudiée.

En effet, l'action de la chaux vive sur la chair des animaux consiste d'abord à enlever une partie de l'humidité de ces chairs, puis à développer une chaleur assez considérable pour hâter la décomposition de la matière animale, et par suite d'une propriété particulière à cette *terre* alcaline, transformer au fur et à mesure de leur production toutes les matières fétides en gaz ammoniacal, sans mélange de gaz puants. Aussi quand on entre dans le hangar où s'opère cette transformation, les yeux, l'odorat et la respiration sont-ils vivement affectés par l'ammoniaque qui se dégage en si grande abondance qu'il est impossible de rester longtemps exposé à cette émanation sans craindre d'être suffoqué.

Après avoir plusieurs fois remué ce mélange pour favoriser l'action de la chaux vive sur les chairs non encore détruites, le dégagement ammoniacal diminue, les os sont alors retirés parfaitement dénudés et l'engrais produit est mêlé et livré à l'agriculture pur de toute autre substance. Dans cet état l'engrais se présente sous la forme d'une poudre grossière de couleur gris fauve, ayant, à l'état récent, l'odeur ammoniacale et offrant des débris de matières organiques de couleur brune et comme extractives.

L'eau, en dissolvant cette matière, se colore en brun, se charge des produits fixes, volatiles et odorants que contient l'engrais à l'état liquide ; cette matière a une odeur animalisée, empyreumatique ; si l'on ajoute quelques gouttes d'acide sulfurique à ce liquide animalisé, et qu'ensuite on le fasse évaporer à siccité, on obtient un extrait de couleur brune, ayant la même odeur, et d'où l'on peut chasser l'ammoniaque combinée à l'acide sulfurique en le triturant avec la chaux vive.

Le temps apporte quelques modifications à cet engrais, non pas dans son aspect physique, mais dans quelques-unes de ses propriétés intimes. L'odeur animalisée et ammoniacale disparaît pour faire place à une odeur particulière, ayant quelque analogie avec celle de la moisissure ; dans cet état cependant on constate encore la présence de l'ammoniaque.

Les essais de décomposition des matières animales par la chaux vive ont permis de constater un fait qui peut-être pourrait trouver son application, c'est la conservation parfaite de la chair musculaire pendant plusieurs mois, par son contact avec la chaux vive. Il suffit, pour obtenir ce résultat, de mêler la chair musculaire avec trois fois son poids de chaux vive ; l'humidité de la chair est enlevée, elle hydrate la chaux qui s'attache à la partie extérieure de cette chair qui

devient brune, se durcit et conserve la partie intérieure à l'état frais et coloré sans qu'il se produise la
moindre odeur putride.

Dans la fabrication de l'engrais qui résulte des
opérations et des transformations qui viennent d'être
exposées, il est à croire que les sieurs Laillier et
Charles ne se sont pas rendu compte des produits
obtenus, car les produits gazeux, ammoniacaux, qui
sont le résultat de la transformation qui s'opère pendant la décomposition de la matière animale, laissent
celle-ci réduite à un bien petit volume. L'engrais ne
peut donc avoir une action équivalente à celle de la
chair cuite et pressée qui se vend pour être mêlée aux
tourbes et servir à l'agriculture.

A cette cause d'infériorité il faut ajouter celle de la
production rapide de l'ammoniaque, qui reste combinée dans cet engrais. On sait que la décomposition
lente et spontanée des matières organiques dans le
sein de la terre est bien plus favorable au développement des végétaux que les engrais animalisés et ammoniacaux dont l'action, souvent trop vive, ne permet
pas l'assimilation entière des principes qu'ils renferment.

Par les considérations qui précèdent, le Conseil
pense que le sieur Laillier peut être autorisé à former
un établissement d'équarrissage pour la conversion
des matières animales par la chaux vive en engrais
non putrescible, sur un terrain situé commune de
Saint-Jean-de-Linières et aux conditions suivantes,
savoir :

1º L'établissement sera entièrement clos de murs ayant 2 mètres 50 de hauteur.

2º Les cours ou hangars servant à abattre les animaux seront pavés en pente et à cendre de chaux, afin que toutes les parties liquides se rendent en totalité dans une fosse à ce disposée et située dans le hangar servant à la stratification ; la profondeur et les autres dimensions de cette fosse seront déterminées suivant le nombre approximatif d'animaux qui pourront être conduits ou transportés à l'établissement.

3º Les viscères ou autres parties provenant des animaux équarris seront immédiatement déposés dans des fosses placées aussi dans le hangar servant à la stratification, mêlés et recouverts de chaux.

4º Aucun écoulement ne pourra être pratiqué soit au dedans, soit au dehors de l'établissement, autre que celui ci-dessus indiqué.

5º Aucune accumulation d'os ou de résidus susceptibles de se corrompre n'aura lieu dans l'établissement à l'air libre.

6º Les voitures qui transporteront les animaux, de quelque part qu'ils viennent, seront couvertes et porteront une plaque indiquant leur destination.

7º Il sera construit une grange ou un hangar fermé, pour servir au dépôt soit ensemble, soit séparément, de la chaux vive et des engrais formés, qui ne devront jamais être exposés à l'air libre.

8º La plus grande surveillance sera exercée pour l'exécution des articles précédents.

9º Le sieur Laillier sera tenu en outre de se conformer aux autres dispositions que l'administration jugerait utile ou nécessaire de prescrire par la suite pour la sûreté et la salubrité publiques.

Il ne pourra continuer son industrie que lorsqu'il y sera légalement autorisé.

Commissaires : MM. NEGRIER, CADOT.

CORROY, *Rapporteur*.

Adopté le 13 janvier 1853.

Corroierie de M. Benoît.

———

Le sieur Benoît demande la permission d'établir un
atelier de corroyage dans sa maison sise rue de la
Roë, 3, et rue Valdemaine, 8. Des oppositions ont été
formulées contre cet établissement dans le procès-
verbal d'enquête de *commodo et incommodo* ouvert à la
mairie d'Angers le 18 août 1852 et clos le 18 septembre de la même année.

Les procédés employés par le sieur Benoît pour le
travail des cuirs sont identiques à ceux mis en pratique
par tous les corroyeurs ; les ateliers de cet industriel
sont tenus avec soin et propreté, enfin les molécules
odorantes qui s'en exhalent ne peuvent être considérées
comme une cause réelle d'insalubrité pour le quartier. Mais il est constant aussi que par suite de l'écoulement des eaux provenant du lavage des peaux sur la
voie publique, qui présente à ce point une très-faible
pente vers l'égoût situé à l'entrée de la grande rue
Romaine, il se répand dans l'atmosphère du bas de la
rue Valdemaine une odeur qui sans être de nature à
produire les *accidents organiques* dont l'un des voisins du sieur Benoît a fait l'énumération, doit cependant être considérée comme peu agréable pour les
habitants de ce quartier.

En conséquence, le Conseil, prenant en considération l'importance industrielle des ateliers créés par le sieur Benoît, qui occupe 25 ouvriers spéciaux, estime qu'il ne peut y avoir lieu de songer à la suppression de cet établissement, mais pense qu'il suffit d'exiger dudit sieur Benoît un écoulement plus rapide des eaux de sa corroierie vers l'égoût de la grande rue Romaine, en sorte qu'il n'y ait jamais en aucun point de la rue Valdemaine stagnation de ces eaux de lavage, putrescibles à la longue, puisqu'elles renferment, outre l'élément calcaire, quelques principes organiques. Cet écoulement peut être obtenu d'une façon complétement satisfaisante pour tous au moyen d'un conduit souterrain se rendant directement de la cour de la corroierie à l'égoût désigné ci-dessus. Une pareille conduite n'occasionnerait qu'une faible dépense au sieur Benoît et enlèverait tout prétexte de plainte aux habitants du voisinage.

Le Conseil propose d'autoriser l'établissement du sieur Benoît aux conditions du projet d'arrêté suivant :

Nous, Préfet du département de Maine et Loire,

Vu la demande en date du 28 juillet 1852, formée par le sieur Benoît à l'effet d'obtenir l'autorisation d'établir une corroierie dans la maison rue de la Roë, 3, et rue Valdemaine, n° 8, à Angers ;

Vu le plan annexé à cette demande ;

Vu le décret du 15 octobre 1810 et l'ordonnance royale du 14 janvier 1815 ;

Vu le procès-verbal d'enquête de *commodo et in-*

commodo ouvert le 18 août 1852 et clos le 18 septembre de la même année ;

Vu l'avis du Maire de la commune d'Angers, l'avis du Conseil départemental d'hygiène et de salubrité publique ;

ARRÊTONS :

ART. 1er. Le sieur Benoît est autorisé, sous les conditions ci-après, à établir dans sa maison, rue de la Roë, 3, et rue Valdemaine, 8, à Angers, une corroierie.

ART. 2. Il devra établir et maintenir en bon état de service un tuyau de conduite destiné à recevoir toutes les eaux provenant de ses ateliers et à les déverser dans l'égoût de la grande rue Romaine.

ART. 3. Il sera tenu, en outre, de se conformer à tout ce qui pourrait lui être prescrit ultérieurement par l'administration pour assurer la salubrité du quartier.

ART. 4. Expédition du présent arrêté sera adressée à M. le Maire de la ville d'Angers, chargé de la notifier au permissionnaire. Copie en sera déposée aux archives de la commune pour être communiquée à toute partie intéressée qui en fera la demande ; ampliation en sera envoyée à M. le Président du Conseil départemental d'hygiène et de salubrité publique pour être déposée aux archives du Conseil.

Commissaires : MM. CADOT, EDOUARD LAROCHE.

BLAVIER, *Rapporteur.*

Adopté le 25 février 1853.

Fabrique d'Allumettes chimiques à la Pointe.

Le Conseil départemental d'hygiène et de salubrité publique, saisi d'une demande formée par les sieurs Genest et Macé, à l'effet d'obtenir l'autorisation d'établir une fabrique d'allumettes chimiques sur un terrain situé à la Pointe, commune de Bouchemaine, après examen des pièces et des procès-verbaux d'enquête de *commodo et incommodo* joints au dossier, est d'avis qu'il y a lieu d'accorder l'autorisation demandée, attendu que l'établissement projeté devant se trouver loin de tout centre de population, ne peut présenter aucun inconvénient au point de vue de l'hygiène et de la salubrité publique.

Commissaires : MM. MIRAULT, DAVIERS.

BLAVIER, *Rapporteur.*

Adopté le 3 novembre 1853.

Fonderie de Suif à Brissac.

M. Reuillé-Danton, demeurant à Brissac, demande
à être autorisé à établir une fonderie de suif en branches et à feu nu.

Deux procédés sont employés pour la fonte des suifs
et tous les deux ont pour but la séparation plus ou
moins complète de la matière graisseuse, en déchirant
ou désagrégeant les cellules qui la renferment.

Le premier, désigné sous le nom de fonte aux cretons, de fonte à feu nu, consiste à détruire autant
que possible par l'action directe de la chaleur les cellules à parois très-minces formées de membranes à
composition azotée remplies de matières grasses. Pour
cela, dans une bassine en cuivre ou en laiton on chauffe
d'abord à petit feu et en agitant sans cesse, le suif en
branches divisé en morceaux plus ou moins gros ;
dans cette opération et suivant l'attention qu'on y
porte, la température peut s'élever de 110 à 140 degrés. L'élévation de la chaleur dilate et fluidifie la
matière grasse et contracte les membranes qui la
renferment, ces deux effets opposés déterminent la
rupture des cellules et l'exsudation du suif fluide. Alors

au moyen de gros robinets dont la chaudière est munie, on soutire ce suif liquide, on le reçoit sur un tamis qui retient quelques débris membraneux et permet au liquide gras de s'écouler dans un récipient; on y ajoute ensuite 4 à 5 millièmes d'alun dissous qui précipite les débris membraneux restés en suspension, puis, après avoir laissé déposer pendant 6 à 8 heures, on puise le liquide gras avec de grandes cuillères en cuivre pour le verser dans des galots ou petits baquets en bois préalablement imbibés d'eau. Les membranes et matières premières restées dans la chaudière sont souvent chauffées de nouveau et mises dans des vases troués destinés à cet usage et placées sur le plateau d'une forte presse à vis en fer. Après cette opération les membranes, tendons, muscles, etc., encore imprégnés de graisse dans une proportion qui varie avec la chaleur employée et peut être de 10 à 15 0/0 sont, sous la forme de tourteaux circulaires, vendus sous le nom de pains de cretons. Ils servent pour la nourriture de certains animaux ou pour l'engrais des terres.

Dans ce procédé, la matière azotée molle, une partie de la graisse elle-même en contact avec les parois des bassines chauffées à une température qui surpasse toujours 100 degrés et dont rien ne règle l'élévation, éprouvent une décomposition partielle qui est en grande partie la cause de l'odeur infecte qui se produit. Cette odeur peut être plus désagréable encore si le suif en branches employé a été gardé trop longtemps dans les magasins. En été, pour éviter l'altération spontanée des matières azotées qu'il renferme, il est convenable de suspendre le suif en branches sur des cordes à l'air libre, ou de l'étaler au milieu de pièces aérées et fraîches. A ces causes d'insalubrité que la négligence ne rend que trop fréquentes, il faut ajouter les craintes d'incendie qui peuvent résulter du plus petit défaut de surveillance dans la conduite d'une opération où des corps graisseux sont souvent portés à une température élevée.

C'est pour éviter ce double inconvénient que depuis longtemps on a proposé la fonte dite à l'acide.

Ce procédé, en effet, convenablement appliqué, permet de faire passer la fonte des suifs dans la deuxième classe, tandis que celui de la fonte aux cretons range cette industrie dans la première.

Ce fut M. Darcet qui proposa au Comité de salubrité de la Seine l'application de l'acide sulfurique étendu pour opérer la séparation de la matière graisseuse renfermée dans les aréoles du suif. Ce procédé, qui permet l'application de la vapeur à la fonte des suifs, consiste à mettre en dissolution les membranes au moyen de l'acide sulfurique étendu d'eau et marquant 2 degrés; le suif est alors mis en liberté et le tissu adipeux ainsi que les débris azotés sont tellement désagrégés ou dissous, qu'on n'obtient plus de résidu agglomérable sous la forme de pains de cretons. Dans cette opération, où la température est maintenue à 105-110 degrés et agit au moyen de la vapeur comme dans un bain-marie, le suif liquide est décanté dans une chaudière ou un récipient de cuivre entouré de corps mauvais conducteurs de la chaleur, on y ajoute

alors une dissolution d'alun dans des proportions déterminées, on laisse déposer pour couler ensuite.

La fonte à l'acide donne un suif plus blanc et plus
dur en hiver, et dans la proportion de 83 à 85 0/0 au
lieu de 80 à 82 que donne la fonte aux cretons, mais
cette dernière laisse en résidus les cretons, qui pèsent
8 à 10 0/0 du suif et qui se vendent de 12 à 15 fr.
les 100 kilos. Cette compensation n'est pas la seule,
car le suif obtenu sans acide est préféré pendant l'été
par les fabricants de chandelle, par la raison que sa
pâte plus homogène ne laisse pas suinter comme le
suif à l'acide une substance grasse fluide.

Il semble que le traitement par l'acide décompose
une petite quantité de suif en acide gras, dont la cris-
tallisation plus tranchée met en liberté un peu d'oléine
et d'acide oléique. Ajoutons qu'aujourd'hui, dans les
grands centres de fabrication, la fonte à l'acide ne
présente pas les mêmes inconvénients, puisque la plus
grande partie du suif de mouton est réservée pour la
confection des chandelles, et le suif de bœuf, au contraire, sert à fabriquer les acides gras. Ce sont peut-
être les inconvénients attachés au nouveau procédé et
peut-être aussi les exigences commerciales, qui ont
engagé M. Reuillé-Danton à demander à être autorisé
à fondre à feu nu [1].

La lettre par laquelle il demande cette autorisation

[1] Il ignorait sans doute le moyen remarquable employé par
M. Evrard, de Douai, pour l'extraction des matières grasses contenues dans les suifs en branches. Ce fabricant emploie une solution
faible marquant 1° à 1°,5 de soude caustique pour 100 kil. de suif

est datée du 13 juin et constate que l'usine est construite sur la propriété du pétitionnaire et située sur le
bord du chemin rural allant du champ de foire au
Cormier. Le plan, certifié par M. le Maire de Brissac,
indique en effet la position relative des lieux et fait
voir qu'il n'existe que 35 à 40 mètres de la fonderie
au lieu dit le Cormier, le seul qui soit rapproché de
cet établissement, tandis que cette usine se trouve
très-éloignée de toute autre habitation.

L'enquête faite dans les communes environnantes,
celle faite dans Brissac même prouvent qu'il n'y a eu
aucune opposition à l'usine projetée, aussi une lettre
de M. le Maire de Brissac, en date du 12 août, émet-
elle l'avis d'autoriser la fonderie du sieur Reuillé-
Danton, en se motivant sur ce que les propriétaires
les plus voisins n'ont pas cru devoir manifester d'opposition. Enfin une lettre adressée au rapporteur en
réponse aux différentes questions qu'il crut devoir soumettre à M. Reuillé, établit les points suivants :

1º Le lieu dit le Cormier est situé à une distance
de 35 à 40 mètres de la fonderie et de 40 à 45 mètres de la route.

2º Le Cormier se compose de trois ou quatre feux,
sans agglomération de maisons.

3º Le fourneau est en briques, ainsi que la cheminée, seulement jusqu'au milieu ; le reste est en manchons

tel qu'on l'extrait de l'animal sans le découper. Si ce procédé se
généralisait, il permettrait d'opérer la fonte des suifs en tous lieux
car la température, dans cette opération, ne s'élève pas au-dessus
de 100º.

doubles, et toute la construction est assez élevée au-dessus du toit pour ne gêner personne.

4º La chaudière est en cuivre rouge et garnie de trois coulisses en tôle qui interceptent à volonté les communications avec la cheminée et peuvent éteindre le feu du fourneau.

5º Enfin M. Reuillé prend l'engagement de construire une hotte sur la chaudière de sa fonderie.

Par suite de ces déclarations et des autres considérations qui précèdent, le Conseil propose que la fonderie de suif en branches à feu nu projetée par M. Reuillé-Danton, demeurant à Brissac, soit autorisée à la condition :

1º De construire au-dessus de la chaudière où s'opère la fonte du suif, une hotte se prolongeant supérieurement en un tuyau destiné à faire appel et à porter au dehors les émanations de la chaudière. Ce tuyau devra avoir 6 mètres d'élévation.

2º De prendre toutes les précautions nécessaires pour éloigner et éviter les causes d'incendie.

3º De renouveler le plus souvent possible le suif en branches qui devra être fondu, et dans le cas d'accumulation dans ses magasins, à l'étendre dans un lieu frais et aéré, de manière à ce que les habitants du Cormier ne puissent souffrir d'un voisinage qui, par rapport à eux seulement, pourrait avoir quelques inconvénients.

Commissaires : MM. OUVRARD, FOURIER.

CADOT, *Rapporteur*.

Adopté le 7 décembre 1853.

Dans la séance du 14 décembre 1853, M. le docteur Bigot, vice-président, a fait la proposition suivante :

« Le Conseil, dit-il, fait des rapports qui prescrivent les précautions à prendre, les conditions à observer dans l'établissement des manufactures, des usines. Ces précautions, ces conditions ne sont que très-peu connues, alors qu'il serait utile que chacune des personnes intéressées pût en demander et en surveiller l'exécution. Je demande donc qu'on prie M. le Préfet de vouloir bien prescrire que dans tout établissement industriel soumis aux investigations du Conseil, les conditions de l'arrêté qui l'autorise soient toujours affichées dans la principale pièce de l'établissement. »

Cette proposition est adoptée.

Rapport préliminaire présenté à M. le Maire d'Angers par la Commission des Logements insalubres. (Loi du 15 avril 1850.)

Améliorer la condition sanitaire des classes ouvrière et indigente, c'est rendre un service immense à la généralité des citoyens.

MONSIEUR LE MAIRE [1],

La Commission nommée par le Conseil municipal de la ville d'Angers pour visiter les logements et les lieux insalubres, conformément à la loi du 13 avril 1850, vient aujourd'hui, après avoir rempli la mission

[1] Le rapporteur n'ayant pu citer à chaque page, et presque à chaque phrase, les sources auxquelles il a puisé, s'empresse de reconnaître qu'il a largement mis à contribution les traités d'hygiène et de salubrité de MM. Rostan, Londe, Monfalcon et Polinière, Michel Lévy, etc.; le Dictionnaire d'hygiène et de salubrité de M. A. Tardieu, les Annales d'hygiène, le rapport de la Société centrale des architectes de Paris, celui de la Commission des logements insalubres de la ville de Nantes; les travaux du Conseil de salubrité de la Seine; ceux de MM. Chevreul, Dumas, Péclet, Boussingault, Leblanc, Chevallier, Briquet, Pelouze et Frémy, etc., etc., etc.

que vous lui avez confiée, vous rendre compte de ses travaux. Elle aurait désiré pouvoir vous mettre à même de faire exécuter moins tardivement les importantes prescriptions de cette loi; mais différentes causes, au nombre desquelles il faut compter la mauvaise santé du rapporteur et la manière dont les visites ont été faites, ont dû retarder jusqu'à ce jour la remise de ce rapport. Si, en effet, la Commission s'était bornée à visiter, suivant la lettre de la loi, *les lieux signalés comme insalubres*, elle aurait pu, dans un délai très-court, terminer ses visites et vous présenter son travail. Mais après avoir étudié la question et pris connaissance des indications qu'on était en mesure de lui fournir, elle n'a pas tardé à reconnaître leur insuffisance et à comprendre que pour remplir le vœu de la loi, il était nécessaire de procéder autrement et de faire une exploration aussi complète que possible de toute notre ville, afin de dresser un inventaire général des différentes causes d'insalubrité des habitations du pauvre et de l'ouvrier. Sans se dissimuler l'étendue, la longueur et les difficultés de la tâche qu'elle s'imposait, la Commission s'est mise à l'œuvre et a consacré un très grand nombre de séances de trois à cinq heures, à parcourir tous les quartiers, toutes les rues de notre ville et à visiter, dans le plus grand détail, un nombre considérable de logements. Ce long et pénible itinéraire, souvent interrompu par différents incidents et par la mauvaise saison, n'a pu être accompli en moins de trois années, dont la dernière a été employée par la Commission *à visiter une seconde fois* tous les logement pour lesquels elle avait à proposer des mesures particulières. Malgré tout le soin qu'elle a mis dans ses visites, la Commission n'a pas la prétention d'avoir tout exploré ; elle est au contraire persuadée que la matière est loin d'être épuisée, et qu'il restera beaucoup à faire à ses successeurs : mais elle sera heureuse d'avoir contribué à la première application d'une loi si importante pour l'hygiène publique et privée, en mettant votre administration en mesure de réaliser les nombreuses améliorations qui doivent en être la conséquence.

Mais avant d'aborder la description des logements et de signaler les causes particulières qui peuvent concourir à les rendre plus ou moins insalubres, il nous paraît nécessaire de placer ici quelques considérations générales sur les principales conditions d'insalubrité que présentent les habitations dans les grandes villes, et sur les moyens de les faire disparaître ou d'en neutraliser les funestes effets. Après avoir exposé sommairement les grands principes d'hygiène qui régissent la matière, il ne nous restera plus qu'à en faire l'application à notre ville, et les propositions de la Commission seront la conséquence toute naturelle de ces préliminaires qui leur serviront en quelque sorte de considérants, de motifs et de contrôle. Quelques mots cependant sur la situation de la ville d'Angers au point de vue hygiénique.

Assise sur les deux rives et dans un îlot de la Maine, la ville d'Angers s'élève en amphithéâtre en s'éloignant des deux côtés de la rivière, pour atteindre dans ces deux directions des plateaux opposés et à peu près d'égale hauteur sur lesquels elle s'étend. Les deux parties de la ville sont reliées entre elles par trois ponts; celui du centre est situé au niveau de l'île, ceux de la Haute et de la Basse Chaîne correspondent à la ligne des boulevards qu'ils complètent. Au-dessus et au-dessous de ces deux derniers ponts, le bassin de la rivière s'élargit considérablement pour former de vastes prairies qui sont inondées pendant plusieurs mois de l'année. La ville proprement dite est limitée par les boulevards en dehors desquels sont placés les faubourgs. Les rues d'Angers sont presque toutes parallèles ou perpendiculaires à la Maine : très-peu sont obliques par rapport à cette rivière. Il résulte de cette disposition des rues que l'orientation des habitations est très-variée. Dans la Doutre (rive droite), la pente du coteau devient presque insensible en arrivant aux rues Saint-Jean, du Godet, de la Trinité, la rue Pinte, etc. ; sur la rive gauche, la même disposition s'observe à la partie inférieure de la rue de l'Académie, du port Ligny, de la rue Baudrière, de la place Cupif, des rues de la Boucherie, de la Roë, de la Croix-Blanche, Valdemaine, du Cornet, etc., etc. Cet abaissement des coteaux vers les points que nous venons de signaler, indique les limites naturelles de la rivière; mais il s'en faut de beaucoup aujourd'hui que la Maine étende aussi loin ses deux rives. Des remblais sont venus rétrécir son lit des deux côtés ; et malheureusement ils n'ont pas toujours été faits à une hauteur suffisante pour mettre les habitations qui les couvrent à l'abri de l'invasion des eaux, pendant les crues qui submergent presque tous les ans des quartiers étendus et populeux. Dans l'intérieur de la ville, les rues perpendiculaires à la Maine ont généralement une pente assez rapide, tandis que les rues parallèles sont pour la plupart beaucoup moins inclinées. Dans les faubourgs cette disposition disparaît, et ce n'est qu'exceptionnellement qu'on y rencontre des rampes très-rapides, comme à Brionneau, à la Chalouère et au faubourg Saint-Michel. Dans quelques quartiers même, et spécialement dans le faubourg Bressigny, on voit des rues dont l'inclinaison n'est pas assez grande pour permettre le libre écoulement des eaux pluviales et ménagères. La ville d'Angers est largement ouverte aux vents d'ouest et du nord par les bassins des rivières La partie la plus élevée de la Doutre reçoit plus facilement les vents de l'est et du sud, tandis que le plateau de la rive gauche est plus accessible aux vents d'ouest et du nord-ouest. Le vent qui souffle le plus habituellement sur notre ville est celui de l'ouest. Le sous-sol d'Angers, généralement schisteux, présente en plusieurs endroits des couches d'argile ferrugineuse et de sable ocracé.

En somme, sous le rapport de sa position géographique comme sous celui de sa topographie, la ville d'Angers se trouve dans des conditions moyennes de salubrité. Si, en effet, son climat est généralement doux, agréable et tempéré, il arrive cependant que sous l'influence du vent d'ouest il devient froid et humide en hiver, et que pendant une partie de l'été l'atmosphère est assez souvent chargée d'humidité et d'électricité. Pendant plusieurs mois de l'année, les quartiers voisins des prairies sont exposés aux émanations miasmatiques consécutives, aux inondations et aux fièvres intermittentes qui en sont la conséquence. Mais la principale cause d'insalubrité de notre ville, résultant de sa position et de la configuration de son sol, c'est l'existence de quartiers submersibles.

Toutes les fois qu'un certain nombre d'hommes se réunissent pour vivre en commun, ils apportent avec eux, par le fait même de leur agglomération, des causes nombreuses de maladies, qui ne tardent pas à faire sentir leur fatale influence, si une hygiène bien entendue ne vient pas en neutraliser les fâcheux effets. Ainsi, indépendamment des causes naturelles d'insalubrité qui résultent de la situation des lieux, de leur élévation au-dessus du niveau de la mer, des conditions climatériques, du voisinage des forêts, des lacs, des étangs, des rivières, des marais, etc., etc... il en existe une foule d'autres qu'on peut appeler artificielles ou *surajoutées,* et qui suffiraient pour rendre le séjour des villes aussi dangereux qu'incommode, sans une bonne police sanitaire. Tous les genres d'infection sont en effet accumulés dans leur enceinte ou dans leur voisinage. Les boues et immondices de la voie publique, les eaux de lavage et de ménage, les résidus d'aliments, les fumiers, les eaux stagnantes sur un sol perméable, les matières organiques en fermentation, les matières fécales mal contenues dans des fosses qui leur permettent de filtrer au loin, les puisards mal construits, les établissements insalubres, les hôpitaux, la combustion, la respiration de l'homme et des animaux, le défaut d'air, de lumière et de capacité des logements, l'humidité du sol et des murs ; l'insuffisance, les inconvénients et les dangers de certains appareils de chauffage, etc., etc... sont autant de causes qui donnent lieu à la formation de produits liquides ou gazeux, dont la présence vicie l'air qu'on respire et corrompt les eaux qui servent pour la boisson, pour la préparation des aliments et pour les différents usages domestiques. La vie et la santé sont ainsi attaquées dans les conditions les plus intimes de leur existence, par l'altération des fonctions respiratoires et digestives qui n'élaborent que des matériaux impurs pour la nutrition.

Entrons dans quelques détails.

DE L'AIR DANS LES GRANDES VILLES.

Plus immédiatement nécessaire à l'homme que les aliments, l'air atmosphérique l'enveloppe et le pénètre de toutes parts et agit incessamment sur l'organisation qu'il excite et répare quand il est de bonne qualité, qu'il déprime, altère et débilite quand il est vicié. Impossible de se soustraire à son influence; elle est de tous les lieux et de tous les instants; *in ipso vivimus, movemur et sumus.*

Il est facile de comprendre que l'action continue d'un modificateur aussi puissant n'est jamais indifférente; c'est le principe et l'aliment de la vie, *pabulum vitæ,* quand sa composition est normale et sa quantité suffisante; c'est une source d'infection, de maladies et de mort dans des conditions opposées. — On sait que l'air atmosphérique est composé de 20,80 d'oxygène et de 79,20 d'azote; qu'il contient environ un demi millième d'acide carbonique, une quantité variable de vapeur d'eau, de calorique, de lumière et d'électricité, ainsi qu'une petite proportion d'hydrogène, d'ammoniaque, d'iode et de gaz carbonés, dont la composition est encore mal définie.

Dans les vieux quartiers des villes, à rues étroites et mal ventilées, le sol imprégné de matières en putréfaction, les fosses d'aisance mal closes et malpropres, exhalent des odeurs hydro-sulfureuses et ammoniacales; les immondices, les fumiers, les égoûts découverts, les eaux ménagères et stagnantes, etc., versent incessamment dans l'air des émanations nauséabondes, encore plus dangereuses peut-être et plus insupportables pour ceux dont une longue habitude de ces lieux n'a pas émoussé les sens. Que devient dans ces conditions la composition de l'air atmosphérique? La réponse est facile : La quantité d'oxygène diminue sensiblement; l'azote, les gaz carbonés, ammoniacaux et sulfurés prédominent; ces effluves, dont la constitution chimique n'a pas encore été reconnue, mais dont l'action funeste n'est que trop certaine et qu'on appelle des miasmes, viennent encore s'ajouter à eux et constituer un mélange infect qui ne mérite plus le nom d'air, et qui loin d'en avoir l'influence salutaire, offre au contraire les caractères et les propriétés d'un véritable poison. Ce n'est donc pas sans raison qu'un savant, auquel l'histoire de l'air atmosphérique doit des recherches importantes, M. Boussingault, a comparé une grande ville à un immense fumier qui verse sans cesse dans l'atmosphère des quantités considérables d'ammoniaque. On peut le dire en toute vérité, si les émanations délétères qui vicient l'air, devenaient tout à coup visibles, nous serions aussitôt frappés de dégoût et d'épouvante à la révélation des dangers auxquels sont exposés les habitants de certains quartiers des villes. Mais si le mode d'action d'un air insalubre échappe à nos yeux, il ne laisse pas pour cela de se manifester de la façon la moins équivoque. Voyez cette population au teint blafard, aux chairs molles et flasques, aux membres émaciés et sans vigueur et comptez les victimes que font dans 'ses rangs, les scrofules, le rachitisme, les tubercules et la phthisie, sans parler des épidémies et des maladies aiguës qui n'y rencontrent que des organisations débilitées, incapables de résister à leur atteinte

DE L'EAU.

Aucune ville ne peut être propre et salubre, si ses habitants n'ont pas à leur disposition une eau abondante et de bonne qualité qui puisse servir pour la boisson, pour les usages domestiques, les bains, l'industrie, le lavage et l'arrosement des rues, le nettoiement des égoûts.....

Nous n'avons pas à nous occuper ici de la distribution de l'eau dans notre ville ; cette question est aujourd'hui résolue et les travaux qui doivent amener dans nos murs les eaux de la Loire seront sans doute bientôt terminés. Nous ne voulons faire qu'une seule réflexion, c'est que l'eau ne doit pas être distribuée avec parcimonie, mais bien avec libéralité et profusion. Il ne faut pas oublier que dans l'espèce, *le luxe, c'est le nécessaire.*

Les villes dans lesquelles existent des établissements où la vapeur est employée comme moteur, peuvent rendre les eaux de condensation des machines à vapeur profitables au public. Ces eaux, dont la température est de 30 à 40 degrés centigrades, devraient être versées sur la voie publique de manière à pouvoir être recueillies et utilisées. Elles sont propres pour la cuisine, les lavages, les savonnages, les bains et les autres usages domestiques, et peuvent, quand elles sont abondantes, servir encore à la salubrité publique, en augmentant la masse d'eau en circulation dans les rues et dans les égoûts.

ORIENTATION DES HABITATIONS ET INFLUENCE DE LA LUMIÈRE SOLAIRE.

Privé pendant un certain temps de l'action directe des rayons solaires, l'organisme humain, comme celui des végétaux, s'affaiblit et s'étiole. Dans les climats froids et tempérés le soleil augmente l'activité organique, favorise les fonctions de la peau, excite et stimule tous les organes de la manière la plus favorable à la santé. L'orientation des maisons est donc importante à considérer : celle du nord est généralement froide, triste et fatigante pour tout le monde et souvent humide ; les constitutions nerveuses et délicates s'en accommodent très-mal ; celle du midi et surtout de l'est est au contraire plus chaude, plus sèche, plus agréable et donne aux appartements cet aspect de gaieté et de vie que communique à tous les objets la lumière directe du soleil ; celle de l'ouest est assez tempérée, mais elle a l'inconvénient d'être, dans notre climat, souvent humide et trop exposée aux vents violents qui soufflent dans cette direction.

RUES, PLACES PUBLIQUES, HAUTEUR DES MAISONS, PLANTATIONS D'ARBRES.

Les rues et les places d'une ville sont de véritables artères qui vont porter l'air et la lumière aux habitations. Pour remplir convenablement cette double fonction, elles doivent être larges et directes, afin d'offrir un accès facile à l'air atmosphérique et de permettre en tout temps sa libre circulation ; il faut de plus qu'il existe un juste rapport entre leur largeur et la hauteur des maisons qui les bordent, de sorte que les rayons du soleil puissent pénétrer sans obstacle dans chaque appartement. Dans les rues trop larges, le courant d'air n'est pas toujours assez rapide pour entraîner au loin les émanations insalubres ; la chaleur y est trop forte en été et le froid très-vif en hiver. Dans celles

qui sont étroites et tortueuses, l'air circule mal et se
renouvelle difficilement, surtout lorsque les maisons
sont trop hautes et élevées en encorbellement. Froides,
humides et obscures, ces rues réunissent les plus fâcheuses conditions d'insalubrité, qui sont surtout ac-
cumulées dans ces ruelles, passages et impasses où
les habitants des vieux quartiers puisent l'air infect
qu'ils respirent et qui les empoisonne. La phthisie et
les scrofules habitent ces tristes demeures, et les jeunes enfants dont l'organisation est si impressionnable,
y sont plus particulièrement exposés. Le Conseil de
salubrité de la Seine a déterminé la meilleure proportion à établir entre la largeur des rues et la hauteur
des maisons. Selon lui, la hauteur de la maison la
plus élevée doit être égale à la largeur de la rue, c'est-
à-dire que dans une rue de 15 mètres de largeur, les
maisons ne doivent pas avoir plus de 15 mètres d'é-
lévation. C'est à peu près ce qui a lieu à Londres, et
l'on sait que la bonne disposition et les vastes proportions des voies publiques de cette grande cité, exci-
tent vivement l'admiration des étrangers. En adoptant
cette règle, on a l'avantage d'avoir une ventilation
convenable pour la rue et pour les maisons ; les cours
deviennent relativement plus spacieuses et les rez-de-
chaussées, moins humides et mieux éclairés, sont
plus faciles à entretenir dans un état de propreté
qui les rend à la fois plus salubres et plus agréables. Il serait à désirer qu'une loi sur les habitations
sanctionnât à cet égard les prescriptions de l'hygiène
en modifiant l'ordonnance royale de 1783 et la

loi de 1792, qui sont partout tombées en désuétude.

Les plantations d'arbres ont le double avantage de procurer de l'ombrage dans la saison chaude et de rendre l'air plus salubre pendant le jour, en décomposant l'acide carbonique dont le carbone est fixé et l'oxygène dégagé par les parties vertes des végétaux, sous l'influence de la lumière solaire Il faut cependant avoir la précaution de ne jamais les placer trop près des maisons ou dans des cours et jardins de peu d'étendue et entourés d'habitations élevées, car, outre que dans ces conditions, ils sont un obstacle à la circulation de l'air et de la lumière, et qu'ils entretiennent de l'humidité, ils peuvent encore devenir nuisibles par l'acide carbonique qu'ils exhalent pendant la nuit.

PAVAGE DES RUES.

Le pavage des rues est à la fois une question de salubrité et de commodité. Quel que soit celui qu'on emploie, il importe que les matériaux en soient juxtaposés avec soin, afin de rendre le sol imperméable aux eaux pluviales et ménagères. Les pavés mal joints laissent entre eux des interstices où le balai ne peut pénétrer, et dans lesquels les liquides croupissent et se putréfient en répandant une odeur aussi désagréable que nuisible pendant les chaleurs. Les inégalités et les enfoncements du pavage, outre les dangers qu'ils présentent en favorisant les chutes, ont aussi le grave inconvénient de produire des flaques d'eau stagnantes, qui sont encore une source d'émanations insalubres.

Le macadam est loin de présenter pour les villes les avantages du pavé ; il rend les rues humides et boueuses en hiver, et produit, pendant la sécheresse, une poussière qui pénètre, quoi qu'on fasse, dans les appartements. Avec lui l'enlèvement des boues et immondices est plus long et moins exact, et la voie publique est plus difficile à entretenir dans un état de propreté et de viabilité convenables. — Les ruisseaux, canivaux, rigoles et cassis doivent avoir une inclinaison suffisante pour permettre le libre et rapide écoulement de tous les liquides versés sur la voie publique. Toutes les fois que la surface du sol ne permet pas d'établir une pente assez forte, il devient indispensable de faire des canaux souterrains ou égoûts chargés de conduire ces liquides au cours d'eau le plus voisin. L'autorité municipale ne saurait apporter trop de soins pour débarrasser la voie publique de ces causes permanentes d'infections. Les ruisseaux trop peu déclives sont tellement dangereux que les miasmes qui s'en dégagent peuvent non-seulement engendrer des maladies de toute espèce, mais encore augmenter la mortalité dans une grande proportion. On en trouve une preuve frappante dans les travaux du comité de salubrité de Paris, pour l'année 1828. D'après le relevé de la mortalité dans la ville de Vincennes, il fut reconnu que dans les trois rues que traversaient les eaux pluviales et ménagères pour se rendre à une mare d'évaporation située dans l'intérieur du parc, la mortalité présentait, pour dix années, une moyenne de *un sur trente*, tandis qu'elle n'était que de *un sur cinquante* dans les autres rues. Ces trois rues n'étant point habitées par des personnes pauvres, et n'étant d'ailleurs soumises à aucune autre cause particulière d'insalubrité, il fut impossible d'attribuer cette énorme différence dans la mortalité à une autre influence.

ÉGOUTS.

Puisque l'écoulement à découvert des immondices liquides est si dangereux pour la santé, la construction des égoûts est donc d'une importance capitale au point de vue de la salubrité publique. On peut dire, sans exagération, que le maire qui dote sa ville d'un bon système d'égoûts, lui rend un service plus signalé que s'il l'enrichissait de somptueux édifices, et qu'il se crée les titres les plus légitimes à la reconnaissance durable de tous ses concitoyens, en protégeant leur santé et leur vie par la construction de ces modestes, mais utiles monuments. Il est bien, sans doute, qu'une ville soit belle, mais il faut avant tout qu'elle soit salubre.

Les peuples anciens, et surtout les Romains, nous ont laissé en ce genre des modèles que nous sommes loin d'avoir égalés. Les restes de leurs égoûts ne sont pas moins dignes d'admiration que ceux de leurs aqueducs. Le grand égoût de Tarquin l'Ancien, qui existe encore aujourd'hui en partie, était d'une capacité telle, qu'on pouvait, paraît-il, y faire passer une charrette chargée de foin ; des embranchements nombreux se ramifiaient dans toute la ville de Rome, et les premiers magistrats veillaient avec une grande

sollicitude à leur entretien. — Pour fonctionner convenablement, les égoûts doivent avoir une capacité,
une hauteur et une pente suffisantes; leur direction
doit être rectiligne ; des ouvertures, regards ou gargouilles doivent être établis sur leur parcours, dans
tous les points où ils sont utiles. Leurs matériaux résistants et inaltérables par les liquides acides ou alcalins de certaines industries doivent être liés entre eux
au moyen d'un ciment hydraulique qui ne permette
aucune fuite. Cependant, quelque bien construit qu'il
puisse être, un égoût s'engorge presque toujours à la
longue, et l'éventualité de son curage doit être prévue. On la retardera toutefois par une surveillance
assidue et par un lavage fréquent. Mais, il ne faut pas
l'oublier, ces conduits souterrains, qui contribuent si
puissamment à l'assainissement des villes, quand ils
sont en bon état, peuvent devenir, par la négligence
des agents chargés de leur entretien, une des causes
les plus graves d'insalubrité. Quand un égoût s'engorge, les liquides filtrent difficilement, et les matières
solides qu'ils charrient s'arrêtent, se précipitent et
s'accumulent au point d'encombrer quelquefois le
conduit jusqu'à la voûte. Une croûte épaisse se forme
à la surface et des gaz méphytiques se logent au-dessous; quand elle se brise ou se crève, ces gaz s'échappent par les gargouilles et répandent dans les rues une
infection redoutable en certains cas. Ces graves inconvénients sont en grande partie évités par l'établissements de bornes fontaines, dont on peut employer
les eaux pour désobstruer ou même pour désinfecter

au besoin tous les égoûts d'une ville, à des intervalles déterminés. Le placement des conduites d'eau et la construction des égoûts sont deux améliorations corrélatives qui devraient marcher de front et ne faire qu'une seule et même opération. En agissant ainsi, on aurait le double avantage de diminuer la dépense et d'éviter la stagnation des eaux versées par les bornes-fontaines, dans les rues qui n'ont pas une inclinaison suffisante pour permettre leur prompt et facile écoulement.

Il serait à désirer qu'il existât, sous chaque rue, un canal ouvert qui reçût, par un conduit particulier pour chaque maison, toutes les eaux ménagères pour les transmettre à un égoût d'une plus grande dimension. Les frais d'entretien et de réparation de ces canaux pourraient être couverts par une taxe sur les habitations desservies par le canal. D'après des documents publiés par M. Chevallier, il paraît que ce système existe à Londres, et que les eaux ménagères et les matières fécales elles-mêmes sont reçues dans un égoût pratiqué sous chaque rue. On éviterait par ce moyen l'établissement de puisards qui sont indispensables dans certaines maisons, et qui, pour n'être pas insalubres, exigent des frais assez considérables pour leur construction et leur curage périodique.

BALAYAGE ET ARROSEMENT DES RUES; ENLÈVEMENT DES BOUES ET IMMONDICES; LATRINES ET URINOIRS PUBLICS.

L'élargissement des rues, leur pavage, la déclivité des ruisseaux, la construction des égoûts et une bonne distribution d'eaux courantes, donnent, il est vrai, des moyens faciles d'assurer la propreté et la salubrité des voies publiques ; mais il faut cependant avoir recours en outre à l'opération du balayage pour atteindre ce but. C'est une chose vraiment digne de remarque, que la négligence avec laquelle la voie publique est balayée dans quelques villes, et particulièrement dans la nôtre. Les communications du premier ordre sont, il est vrai, balayées par les soins et aux frais de l'administration municipale, mais les autres, qui sont les plus nombreuses, et celles qui précisément ont besoin d'une plus grande propreté, sont nettoyées par les habitants riverains. Cette manière de faire nous semble à la fois inefficace et injuste ; inefficace par l'incurie ou la paresse des habitants ; injuste aussi, car les charges de la malpropreté, qui est le fait de tous, doivent être supportées par tous. La voie publique appartenant à la communauté, c'est à la communauté de l'entretenir dans un état convenable pour la circulation et la salubrité. — L'enlèvement des boues et immondices doit être régulier, et, autant que possible, quotidien. Il doit se faire avec soin, et à l'aide de tombereaux qui ne laissent pas échapper les boues liquides, comme cela a presque toujours lieu, de telle sorte que ces matières sont disséminées dans les rues et ne font pour ainsi dire que changer de quartiers. — L'arrosement des rues, quand il est fait avec mesure, est une opération essentiellement hygiénique pendant la chaleur ; il rafraîchit l'atmosphère et réprime les tourbillons de poussière soulevés par le vent.

Dans une ville d'une certaine étendue, il est indispensable d'établir sur les places et dans les rues les plus fréquentées, des latrines et des urinoirs destinés à prévenir la souillure de la voie publique, des édifices et des maisons, par les déjections. Cet usage, grossier et honteux pour la civilisation, est une cause de dégradation pour les murs et une source d'infections pour les rues. Il y a cependant des exigences de circonstances dont il faut tenir compte ; mais lorsqu'il existe dans une ville des latrines et des urinoirs publics en nombre suffisant, l'administration doit réprimer, avec fermeté et persévérance, un abus à la fois indécent et insalubre. Dans les villes qui ont une distribution d'eaux, il est facile de laver les urinoirs avec un filet d'eau et de les rendre à peu près inodores ; au moyen des fosses mobiles, on obtient le même résultat pour les latrines dont l'établissement et le service deviennent ainsi d'une grande simplicité.

COURS, PUISARDS, PUITS.

Au point de vue hygiénique, les cours sont de petites places qui remplissent, à l'égard des habitations, les mêmes offices que les places publiques et les rues. Mais, au lieu de porter aux appartements l'air et la lumière, elles ne leur envoient que trop souvent des émanations malsaines et chargées d'humidité. Étroites, profondes, obscures et malpropres, elles sont encore quelquefois encombrées de fumiers, de débris organiques et d'immondices de toute espèce, qui, dé-

trempés par les pluies, imprègnent le sol, presque
toujours perméable, de liquides putrides dont les fil-
trations vont infecter les puits voisins. L'écoulement
des eaux ménagères sur une surface que ne revêt la
plupart du temps aucun pavage, et qui manque souvent de déclivité, vient encore augmenter l'infection
et l'humidité. Dans certaines cours dont le sol est inférieur à celui de la rue, les eaux pluviales et ménagères, quelquefois même les urines, sont conduites
dans des puisards où elles s'absorbent plus ou moins
complétement. Mais au bout d'un temps variable, ces
réceptacles se remplissent d'une boue noirâtre et véritablement infecte ; alors les liquides regorgent et
produisent sur le sol des mares empestées. L'existence
de ces puisards ou citernes, qui ne sont presque toujours que de simples trous pratiqués dans la terre et
rarement muraillés, est une des causes les plus graves d'insalubrité des cours et des habitations. Quand
on a été à même de voir l'état détestable d'un assez
grand nombre de ces cours de notre ville, dégoûtantes
de malpropreté et nauséabondes, on n'est pas étonné
que ce soit dans ces lieux infects que naissent et sé-
vissent avec le plus de violence ces épidémies terribles qui se répandent ensuite dans tous les quartiers
pour choisir leurs victimes dans tous les rangs de la
société.

Pour éviter ces funestes conséquences, il faut que
le sol des cours, toujours supérieur à celui de la rue,
soit rendu parfaitement imperméable au moyen d'un
bon pavage, et offre une déclivité assez prononcée

pour que les eaux chargées d'impuretés soient promptement chassées jusqu'à la voie publique. Partout où cela est possible, il faut supprimer les puisards ; et quand il n'y a pas d'égoût sous la rue et que la disposition des lieux ne permet pas de s'en passer, ils doivent être assimilés aux fosses d'aisance, s'ils reçoivent des liquides autres que les eaux pluviales, c'est-à-dire qu'ils doivent être parfaitement étanches et soumis à des vidanges périodiques opérées sous la surveillance de la police. — Il est facile de comprendre ce que doit être l'eau des puits situés dans le voisinage des cours et des puisards que nous venons de décrire et des latrines mal closes dont nous allons parler plus bas. Cette eau est rarement propre aux usages domestiques et presque toujours viciée dans sa composition ; louche, peu aérée, fade et désagréable, quelquefois même colorée, corrompue, d'une odeur et d'un goût détestables. Il suffit de signaler un pareil état de choses pour en faire connaître les dangers.

MAISON D'HABITATION.

Il nous reste à examiner maintenant les conditions de salubrité et d'insalubrité de l'habitation elle-même ; ces conditions importent beaucoup à connaître, car elles ont à tous les âges, et surtout dans l'enfance, une influence immense, inévitable, sur l'organisation et sur la santé. Assise sur un terrain dont le niveau doit être au moins égal à celui de la rue, des cours et jardins environnants, construite avec des matériaux résistants, peu hygrométriques et mauvais conducteurs du calorique, la maison d'habitation doit avoir des murs d'une épaisseur convenable, recouverts d'enduits à la chaux sur leurs deux faces et plâtrés ou blanchis à la chaux à l'intérieur. Sa profondeur ne doit pas excéder l'espace nécessaire pour deux pièces contiguës ; lorsqu'il existe des pièces intermédiaires, il devient difficile de les aérer et de les éclairer suffisamment, ce qui fait qu'elles sont presque toujours tristes et malsaines. La contenance, nécessairement variable, doit être proportionnée aux besoins de la famille. La maison est l'asile de la famille ; elle ne devrait jamais abriter à la rigueur que ce groupe naturel d'individus liés entre eux par la communauté d'origine, d'intérêts, d'instincts et d'aptitudes physiques et morales. On comprend toutefois qu'il est difficile qu'il en soit toujours ainsi dans les villes, et il faut, même en matière de salubrité, savoir concilier, dans de certaines mesures, les intérêts en conflit. On peut en dire autant de la capacité des appartements ; elle doit être en rapport avec le nombre des personnes qui doivent les occuper ; mais cette règle n'est véritablement de rigueur que pour ceux dans lesquels on séjourne pendant plusieurs heures, et particulièrement pour la chambre à coucher. Cependant, s'il est juste d'accorder, sous ces deux rapports, une certaine latitude aux constructeurs, il serait avantageux de restreindre un peu la liberté illimitée dont ils jouissent aujourd'hui. Il ne devrait pas être permis, par exemple, de supprimer certaines cours dont la conservation est nécessaire pour éclairer et aérer des appartements profonds ou postérieurs; d'élever des édifices à des hauteurs démesurées et d'entasser ainsi étages sur étages; de réduire les fenêtres au-dessous de certaines dimensions déterminées, d'établir des allées trop étroites et des escaliers obscurs, de transformer enfin les appartements, et principalement la chambre à coucher, en véritables cellules séparées par de minces cloisons. Dans ces sortes d'habitations, tout est incommode au-dedans, mais l'extérieur a un certain aspect architectural, et cela suffit. Étrange contraste de grandeur apparente et d'exiguité réelle dans la part faite à la salubrité. Il y a longtemps que les hygiénistes ont senti la nécessité de soumettre les constructions des villes à des règlements particuliers; nous sommes convaincus que tant que la législation n'interviendra pas dans l'espèce, la santé des citoyens sera livrée à la cupidité des uns, à l'incurie, à l'ignorance des autres et à l'indifférence de tous. Il ne suffit pas d'enseigner la salubrité au peuple, il faut la lui imposer. Un exemple afférent au sujet qui nous occupe fera mieux sentir peut-être l'insuffisance des conseils et la nécessité d'une prescription impérative de la loi en matière d'hygiène. Personne n'ignore les dangers redoutables auxquels expose l'habitation immédiate des maisons récemment construites; et cependant, un appartement est à peine quitté par le maçon, qu'il se rencontre des familles assez imprudentes, assez insensées, ou plutôt assez malheureuses

pour s'y loger. L'eau ruisselle de tous côtés ; les vêtements, le linge, les lits sont constamment humides ;
les meubles pourrissent ; la moisissure s'étend sur les
murailles, etc. Tous ces signes de la plus funeste insalubrité n'empêchent pas de pauvres gens d'habiter
un pareil milieu, jusqu'à ce que les rhumatismes, les
bronchites, les pneumonies, les tumeurs blanches, les
scrofules, la phthisie et la mort viennent enfin les en
chasser. Aussi Frank demandait-il une loi qui interdît
de louer une maison avant qu'une année se fût écoulée depuis le jour de son entier achèvement. Nous ne
pouvons dire si la loi sur les logements insalubres
permet aux municipalités de réprimer un abus aussi
dangereux ; mais, s'il en est autrement, il y a dans
cette loi une lacune regrettable que le législateur devrait être appelé à combler. La réalisation du vœu de
Frank serait un service rendu à la société.

LATRINES.

Leur mauvais état est une des sources les plus graves d'insalubrité et de ruine pour les habitations. Les
gaz fétides et dangereux qui s'en dégagent vont se
répandre dans les appartements ; les liquides infects
qu'elles laissent filtrer dans le sol, vont corrompre les
eaux des puits et les rendre impropres aux usages domestiques. Pour obvier à ces inconvénients, on recommande de tenir la lunette du siége exactement
fermée, de placer des tuyaux d'évent qui s'élèvent
jusqu'au-dessus du toit, d'entretenir l'intégrité et la

perméabilité des tuyaux de chute, de fermer avec soin la porte des cabinets qui doivent être irréprochables pour la propreté, de veiller enfin à ce que les fosses soient parfaitement étanches. Mais, il faut en convenir, il n'est pas toujours facile de réaliser toutes ces conditions ; quoi qu'on fasse, il est rare que la ventilation soit suffisante et efficace ; l'imperméabilité de la fosse est aussi presque impossible à obtenir, et ce n'est qu'au moyen d'appareils trop coûteux et qui exigent trop de soins pour pouvoir être placés partout, qu'on peut rendre le siége à peu près inodore. Il existe donc, dans les conditions actuelles des latrines, des difficultés réelles à leur entier assainissement, et, il faut bien le reconnaître, ces difficultés tiennent à l'existence des fosses fixes. Un temps viendra certainement, et ce temps n'est pas éloigné sans doute, où l'on ne voudra pas croire qu'on ait pu tolérer si longtemps, au centre des habitations, ces réservoirs souterrains, véritables cloaques dans lesquels viennent aujourd'hui s'accumuler et fermenter, pendant des années, les matières de nos déjections. Avec le système des fosses mobiles, on évite les infiltrations ; l'opération de la vidange, toujours peu salubre et quelquefois dangereuse, quand on n'a pas préalablement désinfecté à l'aide de procédés encore assez coûteux, devient inodore, n'a rien de repoussant et de malsain, peut être faite à toute heure du jour et permet de conserver aux matières toute leur valeur comme engrais. L'irruption des gaz dans les appartements est plus facile à prévenir ; les matières séjournant moins longtemps

dans les tonneaux que dans les fosses fixes, se putréfient moins promptement et deviennent moins infectes,
surtout si l'on ajoute aux fosses mobiles des appareils
séparateurs des liquides et des solides. Tous ces avantages précieux doivent engager les administrations
municipales à propager l'établissement des fosses mobiles perfectionnées, par tous les moyens qui sont
en leur pouvoir. Mais, en attendant cette réforme désirable, il faut rendre supportable ce qui existe, et
pour cela il est nécessaire d'exercer une surveillance
efficace sur les fosses qui doivent être construites en
ciment, et à l'abri des eaux pluviales ; sur les tuyaux
de chute qui, construits en poterie dans la plupart
des maisons, s'engorgent promptement et laissent souvent filtrer les matières contre les murs qu'elles hu-
midifient et salpêtrent rapidement ; sur les cabinets
qui doivent toujours être fermés par une bonne porte,
et dont le siége doit être clos hermétiquement ; sur la
vidange et le transport des matières, qu'on ne devrait
pas permettre d'opérer sans désinfection préalable.
Pour obtenir ces améliorations, il serait nécessaire de
faire un recensement général des fosses d'aisance, afin
de connaître exactement un état de choses qu'on est
loin de soupçonner. La commission a constaté que,
dans plusieurs maisons, les latrines s'ouvrent dans les
égoûts de la ville ; que, dans quelques cours et jardins, la fosse n'est autre chose qu'un trou creusé dans
le sol et à peine recouvert de quelques planches mal
jointes et peu solides ; qu'ailleurs les fosses laissent
écouler en partie leur contenu sur la voie publique,

dans des cours et même dans des rez-de-chaussée contigus. Nous ne pouvons trop le redire, la réforme des fosses actuelles est peut-être ce qu'il y a de plus urgent dans notre ville, au point de vue de la salubrité, et nous la recommandons d'une manière toute particulière à la sollicitude de l'administration municipale, qui a déjà provoqué un rapport du conseil de salubrité sur cette question.

ALLÉES ET ESCALIERS ; ÉVIERS.

Les allées doivent être dallées solidement, de manière à conduire facilement sur la rue, par une rigole ou tout autre moyen, les eaux qu'elles reçoivent dans un grand nombre de maisons. Elles seront toujours bien éclairées et tenues avec propreté ; les habitants n'y doivent jamais déposer d'ordures et de balayures, dont les émanations s'élèvent dans l'escalier et pénètrent dans les appartements. Les mêmes observations s'appliquent à la cage de l'escalier, aux paliers et aux corridors. — La pierre d'évier doit avoir une déclivité suffisante pour écouler promptement les eaux ménagères ; le conduit qui les reçoit doit être muni d'une grille et ne pas les laisser tomber en partie sur le sol de l'appartement, qu'elles rendent humide et saturent de matières organiques fermentescibles. Dans la plupart des logements d'ouvriers et de familles pauvrés, la disposition vicieuse ou la mauvaise tenue des éviers et des tuyaux de descente des eaux ménagères donne lieu au dégagement d'odeurs désagréables

et malsaines. Les eaux pluviales devraient être dirigées en partie dans les tuyaux d'évier, de manière à
en opérer le lavage.

REZ-DE-CHAUSSÉE.

Les rez-de-chaussée sont généralement moins salubres que les autres appartements. Souvent humides
et quelquefois obscurs, surtout dans certaines rues
étroites, ils ne conviennent pas pour chambres à coucher ; et cependant rien n'est plus fréquent que de
voir les marchands et les ouvriers coucher dans des
rez-de-chaussée qui, pour la plupart, laissent beaucoup à désirer, et dont quelques-uns sont dans les
plus mauvaises conditions. Presque tous les logements
insalubres d'Angers sont des rez-de-chaussée, qui
manquent d'air et de lumière, et qui sont de plus
dans un état permanent d'humidité. La commission a
été à même d'observer souvent une disposition particulière du rez-de-chaussée, qui, presque partout où
elle existe, est une cause d'insalubrité. Une longue
pièce, formant à elle seule tout le logement, est divi-
sée en deux parties inégales : l'une antérieure, plus
grande, donnant sur la rue, est utilisée comme boutique ; l'autre postérieure, plus petite, souvent même
très-petite, sert à la fois de cuisine et de chambre à
coucher. Cette dernière pièce ne reçoit souvent l'air
et la lumière que par une porte vitrée s'ouvrant dans
la boutique, ou par un châssis fixe ou mobile, placé
dans la cloison séparative ; les lits, les meubles, des

marchandises même réduisent encore la capacité, et l'humidité plus ou moins grande du sol et des murs, vient presque constamment s'ajouter à l'encombrement, au défaut d'espace, de lumière et d'aération. Lorsque le sol est inférieur à celui de la rue, de la cour ou du jardin, et qu'il n'est pas ou mal dallé, il est presque impossible que le rez-de-chaussée ne soit pas humide et insalubre au plus haut degré.

Il ne nous serait pas possible, sans outrepasser les bornes de ce travail, de signaler les différentes causes d'insalubrité de chacune des pièces dont se compose l'habitation; aussi nous bornerons-nous à des indications générales dans lesquelles nous aurons plus particulièrement en vue l'appartement qui sert de chambre à coucher.

CAPACITÉ DES APPARTEMENTS ; AIR CONFINÉ.

Chaque appartement délimite et isole, pour, ainsi dire, un certain volume d'air atmosphérique, dont l'homme peut, à son gré, modifier la température, l'hygrométrie, la composition chimique et le mouvement. Cet air confiné ne tarde pas à s'altérer par la respiration et la transpiration. Il résulte, en effet, d'expériences positives, qu'un homme transforme, en acide carbonique, dans l'espace d'une heure, par l'acte de la respiration, tout l'oxygène contenu dans 90 litres d'air, et que l'air expiré renferme environ 4 pour 100 d'acide carbonique; qu'il se dégage en même temps une certaine quantité de vapeur d'eau chargée de matières organiques ; qu'enfin la proportion d'azote devient relativement plus grande et que la température s'élève sensiblement. La transpiration introduit également dans l'air des émanations animales qui lui communiquent une mauvaise odeur et contribuent puissamment à son altération. Après avoir examiné, d'une manière précise, l'importance relative de ces différentes modifications, on est parvenu à déterminer expérimentalement la quantité d'air pur dont chaque personne a besoin par heure, pour que la respiration s'exécute sans aucune impression de gêne ; cette quantité est de six mètres cubes. A mesure qu'on diminue la ration d'air, le jeu des poumons devient plus difficile et s'accompagne d'un sentiment de malaise, qui, d'abord vague et mal défini, ne tarde pas à se tranformer en une angoisse inexprimable et rapidement mortelle. L'exemple suivant, emprunté à l'histoire des guerres des Anglais dans l'Indoustan, est bien propre à démontrer quelles peuvent être les conséquences terribles de la viciation de l'air confiné, par la respiration, dans certaines circonstances. Cent quarante personnes furent renfermées dans une chambre de sept mètres carrés, qui n'avait d'autre ouverture que deux petites fenêtres donnant sur une galerie. Le premier effet qu'éprouvèrent ces malheureux prisonniers fut une sueur abondante et continuelle ; une soif insupportable en fut bientôt la suite. A cette soif succédèrent de grandes douleurs de poitrine et une difficulté de respirer approchant de la suffocation. Ils essayèrent divers moyens pour être moins à l'étroit et se procurer de l'air ; ils ôtèrent leurs habits, agitèrent l'air avec leurs chapeaux, et prirent enfin le parti de se mettre à genoux tous ensemble et de se relever simultanément au bout de quelques instants ; ils eurent recours trois fois à cette expérience, et chaque fois plusieurs d'entre eux, manquant de force, tombèrent et furent foulés aux pieds par leurs compagnons. Ils demandèrent de l'eau, on leur en donna ; mais, se disputant pour s'en procurer, les plus faibles furent renversés et succombèrent bientôt après. L'eau n'apaisa pas la soif de ceux qui purent en boire, et encore moins leurs autres souffrances : ils étaient tous dévorés d'une fièvre qui redoublait à tout moment. Avant minuit, c'est-à-dire avant la quatrième heure de leur réclusion, tous ceux qui restaient encore en vie, et qui n'avaient pas respiré aux fenêtres un air moins infect, étaient tombés dans une stupidité léthargique ou dans un affreux délire. On se battit de nouveau pour avoir accès aux fenêtres. A deux heures du matin, il n'y avait plus que cinquante vivants ; mais ce nombre était encore trop grand pour que tous pussent recevoir de l'air frais ; le combat se continua jusqu'à la pointe du jour. Le chef lui-même, après avoir résisté longtemps, était tombé asphyxié ; on le releva, on l'approcha de la fenêtre, et on lui donna des secours. Bientôt après la prison fut ouverte ; mais *de cent quarante* hommes qui y étaient entrés, il n'en sortit *que vingt-trois vivants ;* ils étaient dans le plus déplorable état qu'on puisse imaginer, portant, peinte dans tous leurs traits, la mort à laquelle ils venaient d'échapper. Ce fait peut se passer de commentaires ; il exprime mieux que tous les raisonnements, la nécessité impérieuse de proportionner la capacité des appartements au nombre de personnes qui doivent y séjourner et à la durée du séjour, et l'obligation rigoureuse de donner issue à l'air confiné, vicié par la présence de l'homme, pour le remplacer par de l'air neuf. — Il résulte de ce qui précède que lorsqu'une chambre à coucher n'a pas de cheminée, elle doit avoir quarante-deux mètres cubes pour une nuit de sept heures, et n'être habitée que par une seule personne. Avec une cheminée, ses dimensions peuvent être réduites, sans cependant tomber au-dessous de quatre mètres cubes par personne et par heure, soit vingt-huit à trente mètres cubes pour une nuit de sept à huit heures. La chambre à coucher doit être tenue avec la plus minutieuse propreté ; il faut avoir le soin d'en ouvrir les fenêtres, le matin en été et vers le milieu du jour en hiver, et l'attention de n'y point laisser, pendant la nuit, de fleurs naturelles dont les émanations odorantes ont plus d'une fois causé des accidents.

VENTILATION, APPAREILS DE CHAUFFAGE, COMBUSTIBLES, ÉCLAIRAGE, ETC.

La ventilation a pour but d'établir dans les appartements un mouvement, un courant d'air continu, au moyen duquel l'atmosphère intérieure se renouvelle incessamment ; elle s'obtient au moyen de ventouses, de prises d'air, des portes et fenêtres et de la cheminée. Chacun sait par quel mécanisme a lieu la circulation de l'air dans une chambre à cheminée dont la porte ou une fenêtre sont ouvertes. Presque toujours, et toujours s'il y a du feu dans la cheminée, c'est par celle-ci que s'écoule l'air intérieur que remplace celui qui s'introduit par les autres ouvertures. Quand il n'existe point de cheminée, le renouvellement de l'air est toujours difficile, à moins que des ouvertures opposées ne permettent d'établir dans la pièce un large courant d'air. Le nombre et les dimensions des ouvertures doivent être en rapport avec l'étendue de l'appartement ; en général, les fenêtres doivent être larges et élevées pour favoriser à la fois l'accès de la lumière et la ventilation. Les ventouses et prises d'air ordinaires ont l'inconvénient de précipiter dans la chambre des courants d'air froid, ou de ne servir qu'à la combustion, sans avoir la moindre influence sur le renouvellement de l'air intérieur, quand elles s'ouvrent dans la cheminée. On est parvenu à faire disparaître ces défauts à l'aide de toiles métalliques ou de plaques de zinc percées d'un grand nombre de très-petites ouvertures qui tamisent l'air et le brisent à ce point que la flamme d'une bougie juxtaposée n'éprouve pas de vacillations, et au moyen de la bouche de chaleur de Franklin, qui a le premier donné le conseil de faire passer le conduit de la ventouse par le foyer, en sorte que cet appareil sert à la fois de calorifère et de ventilateur. Il importe toutefois d'éloigner la bouche de chaleur de la cheminée, si l'on veut que l'air introduit contribue à l'aération et au chauffage de l'appartement, avant de servir à la combustion.

Le chauffage des appartements peut se faire au moyen d'appareils variés. Les cheminées simples sont très-salubres parce qu'elles appellent une quantité d'air dix à vingt fois plus considérable que celle qui est nécessaire pour alimenter la combustion ; mais elles ne chauffent que par rayonnement et laissent perdre, par leurs tuyaux, les 15/16es du calorique produit, et d'un autre côté, l'air attiré directement du dehors par les fissures des portes et des fenêtres, vient refroidir l'appartement. Munie d'une ventouse de Franklin, une cheminée est, comme nous l'avons déjà dit, un excellent appareil de ventilation et de chauffage. Le tirage de la cheminée doit être suffisant pour que les produits de la combustion, dont quelques-uns sont des poisons violents (acide carbonique, oxyde de carbone), puissent s'écouler facilement par sa gaîne ; si la cheminée fume, elle renvoie ces produits dans l'intérieur, où ils sont toujours une cause d'incommodité et de gêne, quand ils ne donnent pas lieu à des accidents plus sérieux. Les poëles ont les avantages et les inconvénients contraires des cheminées ; ils chauffent bien, mais ventilent peu ; ils conviennent surtout dans les pièces vastes et élevées. Les calorifères sont très-salubres, si l'air qui les alimente est de bonne qualité. Au reste, quel que soit le mode de chauffage que l'on adopte, il est de la plus haute importance que tous les conduits des foyers de combustion soient indépendants les uns des autres dans tout leur parcours. L'omission de cette prescription a souvent donné lieu à des asphyxies mortelles, par suite du passage des gaz délétères d'un appartement dans un autre; les faits rapportés par d'Arcet et par Ollivier d'Angers, ne laissent aucun doute à cet égard.

Avec un bon appareil de chauffage, la nature du combustible importe peu ; mais ce qu'il faut bien savoir, c'est qu'il n'est point de combustible qui n'émette en brûlant, des gaz qu'il est dangereux de respirer. Aussi doit-on proscrire avec la plus grande rigueur tous ces appareils de chauffage, connus sous le nom de poëles-calorifères, qui sont dépourvus de tuyaux communiquant avec l'extérieur, dans lesquels on brûle une espèce particulière de charbon artificiel, dit charbon de Paris, qui ne dégage presque pas de fumée. La fumée n'est généralement qu'incommode, tandis que le mélange à l'air confiné, des produits gazeux de la combustion, peut occasionner les plus fâcheux accidents.

L'éclairage n'est autre chose qu'une combustion en petit, au point de vue de la salubrité. A l'exception de l'éclairage au gaz qui n'est pas convenable pour les chambres à coucher et généralement pour les appartements intérieurs, tous les autres modes peuvent être employés avec plus ou moins d'avantage ; il convient toutefois de ne pas trop multiplier les lumières dans les chambres à coucher.

La température des appartements peut varier de 10 à 15 degrés centigrades, sans cesser d'être convenable.

VIEUX QUARTIERS, QUARTIERS PAUVRES, QUARTIERS SUBMERSIBLES.

Composés de rues étroites et tortueuses, sans soleil et sans ventilation, souvent humides et couvertes de boues ; de maisons obscures, construites au mépris de toutes les règles de l'hygiène et entassées de manière à refuser tout passage à l'air ; infectés par les émanations méphitiques de toute espèce, les vieux quartiers des villes sont généralement habités par la population pauvre qui s'y étiole et dégénère, en même temps qu'elle s'y déprave et s'abrutit. Il y a en effet une corrélation directe et presque nécessaire entre les habitudes domestiques et les mœurs. Mal vêtus, mal logés et mal nourris, entassés pêle-mêle et sans distinction de sexe, dans la même chambre et quelquefois dans le même lit, les pauvres et les ouvriers perdent le respect d'eux-mêmes. Rentrant chez eux fatigués de travail, ils n'y trouvent, au lieu du repos qu'ils y cherchent, que les privations et la misère. Leur demeure n'a rien qui leur fasse aimer le foyer domestique, aussi s'empressent-ils de la fuir pour établir leur domicile dans les cabarets et les lieux de débauches ; ils deviennent paresseux, querelleurs, ivrognes et s'abandonnent à tous les excès. L'ouvrier dont l'habitation est décente et salubre contracte au contraire l'habitude de l'ordre et de la propreté ; content de son domicile où rien ne blesse la vue et l'odorat, il aime à y rester ; soigneux de sa personne et de ce qu'il possède, il a plus de respect pour la personne et pour la propriété d'autrui. Puisant dans une alimentation sobre mais salubre, et dans la respiration d'un air de bonne qualité, de nouvelles forces pour le travail, il s'y livre avec plaisir et s'attache à remplir avec exactitude les devoirs de sa profession. L'influence de l'habitation n'est donc pas moins grande sur la moralité que sur la santé, et il importe, au nom de ces deux grands intérêts sociaux, de rendre cette habitation salubre; car il ne faut pas se le dissimuler, la pauvreté a des conséquences qui s'enchaînent et auxquelles l'ouvrier ne saurait toujours se soustraire. Aussitôt que son salaire cesse d'être en rapport avec ses besoins réels, ses moyens d'existence devenant insuffisants, il cherche un loyer à vil prix, et est ainsi conduit dans un logement malsain, dont la funeste influence ne tarde pas à se faire sentir en venant ajouter la maladie aux privations. Pour remédier au mal, il faut en quelque sorte faire disparaître les vieux quartiers, en les transformant au moyen de percements habilement exécutés; il ne suffit pas pour cela de faire quelques réparations urgentes et d'interdire même certaines habitations; lorsque l'insalubrité pèse sur un quartier tout entier, ce n'est que par des mesures d'ensemble qu'on parvient à l'assainir.

Ces réflexions sont de tous points applicables aux quartiers submersibles. Comment en effet rendre salubre un rez-de-chaussée envahi presque chaque année par les eaux? On aura beau ventiler et recouvrir le sol et les murs de ciments hydrofuges, on n'échappera pas à l'humidité inséparable du séjour périodique et plus ou moins prolongé des eaux dans un appartement. La Commission s'est demandé si elle ne devait pas considérer comme insalubres tous les logements submersibles et provoquer leur interdiction. En fait, il n'est peut-être pas un seul logement submersible qui soit salubre; et si la Commission n'a pas proposé d'interdire ces logements, ce n'est pas qu'elle ait eu des scrupules sur leur insalubrité, c'est qu'elle a voulu ménager encore une fois aux propriétaires les moyens de s'entendre à l'amiable avec l'administration.

Il serait à désirer qu'il se formât à Angers, avec l'agrément et sous le patronage de l'autorité, des sociétés pour la construction de logements destinés aux ouvriers, et peut-être aussi pour l'exécution des grands travaux d'ensemble qui comprendraient un quartier tout entier. On parviendrait sans doute, en utilisant la puissance collective de l'association, à réaliser promptement des améliorations urgentes qui ne pourront être obtenues que dans un avenir très-éloigné, par la voie toujours si lente des alignements. En frappant un logement d'interdiction pour cause d'insalubrité, n'est-il pas logique de pouvoir mettre celui qui l'habite à même d'en trouver un autre plus salubre, pour un prix modéré? Et en agissant autrement ne s'expose-t-on pas à voir le prix du loyer s'élever proportionnellement au nombre des logements interdits? La Commission n'avait pas à traiter la question des cités ouvrières; mais elle ne peut s'empêcher de faire observer que des habitations disposées pour deux ou trois familles seulement, et placées dans différents quartiers, seraient de beaucoup préférables à ces casernes d'ouvriers dans lesquelles les familles ne sont jamais assez isolées les unes des autres et ont entre elles des rapports trop multipliés et pour ainsi dire de tous les instants. Ce contact incessant est souvent une source de mésintelligences et de querelles. qui ont toujours un fâcheux retentissement dans la cité ; il peut même n'être pas sans inconvénient pour les mœurs. Le scandale d'un mauvais ménage est toujours un spectacle pernicieux pour les voisins, mais surtout pour ceux qui n'étant séparés que par une simple cloison peuvent entendre les paroles grossières et obscènes proférées dans l'emportement de la colère ou dans le délire de l'ivresse. L'exemple, mais surtout le mauvais exemple, est essentiellement contagieux ; et il est bien difficile que dans une grande agglomération de familles d'ouvriers, il ne s'en trouve pas quelques-uns dont la vie intérieure ait besoin d'être *bien murée* pour ne pas être une cause de corruption, et dont le commerce pour ainsi dire inévitable par le rapprochement des logements, ne devienne pas une excitation à mal faire et une occasion de désordre.

Après avoir interdit, assaini ou détruit les quartiers ou les logements insalubres, il resterait encore à éloigner des habitations nouvelles, les causes d'insalubrité que nous avons signalées dans les anciennes constructions. Profondément ignorants ou insouciants en matière de salubrité, nos pères nous ont légué une lourde tâche dont nous sentons aujourd'hui tout le poids et toutes les difficultés. Bien des années s'écouleront encore sans doute avant la régénération sanitaire des habitations actuelles. Cette réforme pourrait, il est vrai, s'exécuter sans trop de lenteur, dans les grandes villes ; mais il n'en saurait être ainsi dans les petites communes qui ne peuvent consacrer des sommes considérables à leurs travaux publics. Faisons donc en sorte qu'on ne puisse adresser à la génération actuelle, le reproche d'avoir grevé l'avenir, en permettant la construction de maisons pour lesquelles on devra ·prendre un jour des mesures analogues à celles que nous proposons aujourd'hui contre les habitations malsaines. Nous l'avons déjà dit, celui qui construit jouit d'une liberté qui nous paraît exorbitante à beaucoup d'égards ; nous voudrions qu'aucune maison ne pût être construite avant qu'un rapport d'hommes experts et consciencieux eût déclaré à l'autorité que l'emplacement et le plan de cette maison réunissent les conditions sanitaires convenables. Cette prescription nous paraît le complément naturel et nécessaire de la loi sur les logements insalubres.

La Commission, dans toutes les visites qu'elle a faites, a toujours été accueillie avec déférence, quelquefois même avec empressement par les locataires et même par les propriétaires. Ses conseils n'ont jamais été repoussés ; presque tous ceux auxquels ils étaient adressés ont compris qu'il s'agissait de leurs intérêts les plus chers, et ont paru disposés à en tenir compte. A sa seconde visite, en effet, la Commission a pu reconnaître avec satisfaction que dans beaucoup d'endroits ses observations avaient été suivies d'améliorations réelles, que parfois des réparations convenables avaient été faites d'après ses indications, et que certains logements dont elle avait signalé l'extrême insalubrité, avaient été abandonnés. Quand la loi sur les logements insalubres n'aurait pas produit d'autre résultat que celui de mettre les commissions qu'elle a instituées, en rapport avec une certaine partie de la population, pour lui donner des conseils dictés par la bienveillance et autorisés par le savoir, elle aurait rendu de véritables services. Il est donc permis d'espérer qu'en sanctionnant par son autorité salutaire, les prescriptions proposées par la voix quelquefois insuffisante de la persuasion, cette loi qui doit faire époque dans l'histoire de l'humanité et marquer une ère nouvelle en faisant passer la salubrité dans nos mœurs, réalisera un immense progrès et contribuera puissamment au bien-être de tous par l'amélioration physique et morale des classes laborieuses, qui doit être la conséquence nécessaire de son intelligente application.

Les propositions suivantes que nous avons l'honneur, Messieurs, de soumettre à votre approbation, serviront de résumé et de conclusions à ce rapport.

1º Dresser le plan général des égoûts de la ville d'Angers et faire les recherches nécessaires pour découvrir ceux qui existent et qui, paraît-il, ne sont pas tous bien connus. Adopter, après un examen approfondi, un système d'égoûts qui serait exécuté par partie chaque année. Diriger vers ces égoûts une certaine quantité d'eau provenant des bornes-fontaines, efin de s'opposer à leur infection. Opérer le curage de ces conduits avec les précautions nécessaires et par une température peu élevée. Une Commission spéciale pourrait être chargée d'étudier cette importante question.

2o Faire des règlements pour déterminer dans chaque rue la hauteur des maisons, en se conformant autant que possible, mais toujours pour les nouvelles rues, à la règle qui établit que la hauteur des maisons doit être égale à la largeur de la rue dans laquelle elles sont situées.

3o Pourvoir à l'élargissement des rues, ruelles et impasses, en raison des besoins de la circulation et de la salubrité. Il existe dans notre ville un grand nombre de rues étroites et malsaines qu'il serait urgent d'élargir; en en pourrait signaler dans presque tous les quartiers. Une Commission nommée par l'administration devrait être chargée d'examiner d'une manière toute particulière, 1o quelles sont les rues dont l'élargissement est urgent et possible; 2o quels seraient les percements les plus avantageux à opérer au triple point de vue de la salubrité, de l'embellissement de la ville et de la commodité pour la circulation. La Commission des logements insalubres ne se croyant pas parfaitement compétente sur tous ces points, n'a pas voulu formuler de propositions à cet égard, mais elle n'hésite pas à déclarer que l'on ne parviendra jamais à assainir certains quartiers, sans élargir les rues étroites et sans opérer des percements bien dirigés.

4° Adopter un système de nettoiement uniforme pour toutes les rues de la ville afin d'assurer la propreté constante de la voie publique sur tous les points.

5° Établir des latrines et surtout des urinoirs publics en nombre suffisant; les faire tenir en bon état de propreté et prescrire pour leur construction des dispositions qui satisfassent aux lois de la décence. Obliger, si faire se peut, les propriétaires des cafés, hôtels, restaurants, débits de vin, etc., à placer des urinoirs, soit à l'intérieur, soit à l'extérieur de leurs établissements.

6° Assurer le revêtement imperméable du sol, au moyen du pavé ou du macadam pour toutes les rues de la ville. Faciliter l'écoulement des eaux de toute provenance, et surtout des eaux ménagères qui peuvent être versées sur la voie publique, par l'inclinaison convenable du sol et par un bon pavage; par l'entretien en bon état des ruisseaux, caniveaux, cassis, rigoles et conduits; par l'établissement et le placement opportun d'un nombre suffisant de bornes-fontaines. Une cuiller en grès devrait être placée sous chaque tuyau d'évier qui n'aboutit pas à un conduit particulier, en ayant soin de l'incliner vers une petite rigole formée par deux rangs pavés et continuée jusqu'au ruisseau. Il serait bon qu'un descendant de gouttière fût toujours dirigé dans le tuyau de chute ou de sortie des eaux d'évier.

7º Interdire, s'il est possible dans l'état actuel de la législation, la location de toute maison récemment construite, avant qu'une année se soit écoulée depuis le jour de son entier achèvement, à moins que le comité de salubrité n'ait déclaré, après examen, que la maison peut être habitée.

8º Il serait à désirer qu'aucune maison ne pût être bâtie avant qu'un rapport d'experts eût déclaré que le plan et l'emplacement réunissent les conditions hygiéniques convenables.

9º Mettre à l'étude la question si importante de l'exhaussement des rues submersibles.

10º Favoriser la formation de sociétés pour la construction de logements destinés à la classe ouvrière.

11º Appeler l'attention du public sur les dangers auxquels expose la communication de plusieurs tuyaux de cheminées ; et interdire même, s'il est possible, cette dangereuse disposition.

12º Apporter dans l'établissement et la vidange des fosses d'aisance, les améliorations qu'on peut réaliser aujourd'hui. Favoriser l'établissement des fosses mobiles.

13º Exiger que le sol des cours de petite étendue et des allées communes soit imperméable et suffisamment incliné pour permettre l'écoulement prompt et facile des eaux de toute provenance. Veiller à ce que ces cours et allées, ainsi que les escaliers des maisons communes, soient toujours en parfait état de propreté.

14º Prohiber absolument l'établissement de nou-

vçaux puisards ou citernes recevant des eaux ménagères ou insalubres, dans toute propriété joignant une
rue pourvue d'un égoût dont le radier est inférieur au
niveau du sol de cette propriété ; faire combler ceux
qui existent dans les conditions ci-dessus. Quand les
deux conditions précédentes n'existent pas, tolérer
provisoirement l'établissement des puisards, mais sous
la réserve 1º qu'ils seront assimilés aux fosses d'aisance, c'est-à-dire que leurs parois seront étanches et
que la vidange en sera faite périodiquement sous la
surveillance de la police ; 2º que la suppression en
sera opérée dans le délai d'un an, à partir du jour où
un égoût viendrait à être construit dans la rue.

15º Pratiquer l'arrosement des principales rues de
la ville pendant les fortes chaleurs.

16º Faire insérer dans toutes les permissions don-
nées à l'avenir par l'autorité, pour établir de nouvelles
machines à vapeur, la condition expresse imposée aux
concessionnaires de ne verser sur la voie publique
leurs eaux de condensation que par des orifices disposés de telle manière qu'on puisse les recueillir facilement. Tâcher d'obtenir du dévouement des propriétaires de machines à vapeur actuellement existantes,
les modifications nécessaires pour mettre les eaux
chaudes qu'ils n'utilisent pas à la disposition du public.

La Commission n'ignore pas, Monsieur le Maire,
que les ressources de la Commune ne permettent pas
d'entreprendre simultanément tous les travaux utiles

qu'elle vient de proposer ; mais elle compte sur votre active sollicitude pour le bien de la cité, et sur le concours éclairé du Conseil municipal pour presser l'exécution des plus importants. Elle recommande donc d'une manière toute particulière à votre attention 1° l'exhaussement des rues submersibles ; 2° la construction des égoûts et l'établissement des bornes-fontaines ; 3° la réforme des fosses d'aisance et du système actuel de vidange ; 4° l'élargissement des rues étroites et les percements nouveaux ; 5° les règlements sur les puisards, sur la hauteur des maisons, sur les nouvelles constructions et sur la location des maisons récemment bâties ; 6° la formation de sociétés pour la construction des logements d'ouvriers et l'établissement d'urinoirs publics.

Il ne nous reste plus, Monsieur le Maire, pour terminer ce rapport, qu'à mettre sous vos yeux les bulletins particuliers qui contiennent la description sommaire des logements et des lieux insalubres, et les propositions de la Commission à leur égard.

Le Secrétaire de la Commission,

Eug. DAVIERS, dr-m., *rapporteur.*

Adopté le 21 août 1854.

Statistique Médicale.

—

Séance du 25 mars 1854.

Étaient présents MM. Bigot, Laroche, G. Lachèse, Ouvrard, Négrier, Daviers, Corroy et A. Lachèse.

Après l'adoption du procès-verbal, M. le Président rappelle que le but de la séance est de discuter les réponses à faire à plusieurs questions adressées par M. le Ministre et transmises par M. le Préfet sur la statistique médicale de l'arrondissement d'Angers.

Le Conseil décide qu'il sera répondu ainsi qu'il suit :

1° La statistique du personnel médical de l'arrondissement d'Angers, doit-elle être considérée comme exacte ?

Oui, la statistique du personnel médical de l'arrondissement d'Angers doit être considérée comme exacte, sauf en ce qui concerne un médecin qui, porteur d'un diplôme délivré par une faculté allemande, n'a pas le droit de s'intituler docteur en médecine, et un dentiste, qui n'est pas officier de santé. A cette occasion, le Conseil prie M. le Préfet de vouloir bien remarquer que pas une des personnes pratiquant dans la ville d'Angers l'état de dentiste, n'a de titre pour exercer la médecine.

2° Ce personnel est-il suffisant pour les besoins de la population de l'arrondissement et de chaque canton en particulier ?

Oui, ce personnel est parfaitement suffisant.

3° La répartition du nombre des médecins, des pharmaciens et des sages-femmes sur le territoire de l'arrondissement d'Angers, est-elle assez égale pour que les secours médicaux soient assurés à tous les habitants ?

Oui, cette répartition est assez égale pour que les secours médicaux soient assurés à tous les habitants, puisque l'arrondissement possède, pour une population de 154,945 habitants, 66 docteurs en médecine, 27 officiers de santé, 25 pharmaciens, 57 sages-femmes, répartis dans 49 communes sur 90.

4° Quel est le nombre des médecins qui sont autorisés à tenir chez eux des dépôts de médicaments, en vertu de l'article 27 de la loi du 21 germinal an XI ?

Ce nombre est de 38 environ.

5° Quelle est l'opinion du Conseil d'hygiène sur l'utilité que pourrait avoir, dans l'arrondissement d'Angers, l'institution de médecins cantonaux, telle qu'elle a été récemment introduite dans quelques départements ?

Une longue discussion a lieu dans le Conseil sur la réponse à faire à cette cinquième question. M. G. Lachèse présente la rédaction suivante :

« Les médecins cantonaux ne rempliront jamais le

« but que la bienfaisance et la conservation des
« hommes se proposent d'atteindre. Le malade a sa
« confiance pour guide, et l'homme le plus capable
« serait, le plus souvent, repoussé par lui s'il n'aimait
« pas à le voir. Il est préférable de laisser le choix
« d'appeler le médecin qu'on voudrait, ayant fixé le
« prix des visites que la commune devrait payer pour
« les indigents. Ce serait étendre le dispensaire des
« villes aux campagnes, dispensaire qui a eu un
« commencement d'action sous M. Bourdon de Va-
« try, alors Préfet de Maine-et-Loire. »

M. Daviers croit que les médecins cantonaux sont
moins destinés à soulager les malades pauvres qu'à
faire pour l'autorité des travaux de statistique, de
médecine légale et qu'il serait beaucoup plus sage,
de donner avant tout, comme le demande le préopi-
nant, une grande extension aux dispensaires.

M Mirault demande si on ne devrait pas se livrer à
quelques observations plus étendues. Souvent, en
effet, les médecins cantonaux ne sont pas utiles comme
médecins visitant des malades ; il suffira qu'ils soient
envoyés par l'autorité pour ne pas plaire à tout le
monde, et il est à craindre de plus qu'ils ne mettent
pas dans leurs visites toute l'activité et la ponctualité
qu'on désire tant dans les campagnes. M. Mirault croit
donc qu'il ne faut pas seulement dire que l'institution
des médecins cantonaux est inutile, insuffisante, mais
qu'il faut de plus demander pour chaque commune un
dispensaire avec deux sœurs. Certainement il y a des
abus dans la position qu'elle fait ainsi aux sœurs qui,

trop souvent, s'en autorisent pour pratiquer illégalement la médecine; mais surveillées par l'autorité municipale, elles dirigeraient très-bien un dépôt de médicaments, dépôt qui pourrait rendre les plus grands services aux pauvres, en leur préparant de bons médicaments, et qui de plus réparerait une grande injustice en dispensant les médecins de donner en même temps que leurs conseils et leurs visites, les remèdes nécessaires aux pauvres.

M. Ouvrard dit qu'il faut de l'argent pour établir un dispensaire, et que beaucoup de communes en manquent. Les médicaments, s'ils étaient remis aux mains des sœurs, se conserveraient mal et les préparations seraient beaucoup moins bien faites que par les médecins. De plus, cela causerait un grave préjudice aux médecins, qui ne retireraient plus de la vente des remèdes le bénéfice qu'ils en retirent actuellement.

M. Mirault répond de suite que les remèdes des dispensaires ne seraient donnés qu'aux pauvres, que les médecins, par conséquent, continueraient à fournir ceux dont auraient besoin les personnes dans le cas de les payer. Quant à l'argent nécessaire, M. le Préfet pourrait toujours assurer cette partie du service, en imposant les communes d'office pour l'entretien de leur dispensaire comme il le fait pour l'entretien d'une route ou la confection d'un nouveau chemin. Il persiste à croire que les sœurs peuvent mieux que personne, sous la surveillance de l'autorité, tenir un dépôt de remèdes pour les pauvres.

M. Daviers, sans adopter la manière de voir de

M. Mirault, croit aussi que bientôt les communes seront obligées de faire soigner leurs malades pauvres. Il propose la rédaction suivante : *L'institution des médecins cantonaux n'est pas utile dans l'arrondissement, mais il serait désirable qu'un dispensaire fût, autant que possible, établi dans chaque commune.*

Cette rédaction est adoptée par 5 voix sur 8.

6° Quel est, en général, l'état sanitaire de l'arrondissement? Y a-t-il dans quelques parties de l'arrondissement des maladies endémiques ; quelles sont les affections le plus habituellement régnantes, et à quelles causes ces affections sont-elles attribuées? Y a-t-il des cantons ou des localités d'une insalubrité notoire, et où la mortalité soit ordinairement supérieure à la mortalité moyenne sur la population totale de l'arrondissement ; quels sont ces cantons ou ces localités ? Le personnel médical est-il ou n'est-il pas suffisant dans ces localités ?

L'état sanitaire du département est généralement satisfaisant, quoiqu'il soit difficile de s'expliquer d'une manière positive à cet égard. Cependant il existe tous les ans des fièvres intermittentes plus ou moins endémiques sur les bords de nos rivières ; il en existait surtout dans le voisinage de l'Authion, mais cette cause de maladie diminue sensiblement depuis que l'agriculture et de nombreuses plantations ont, après d'importants travaux de canalisation, remplacé un grand nombre d'hectares de marais.

Les scrofules et les phthisies pulmonaires s'observent assez fréquemment, mais aucune localité n'est notoirement insalubre.

Le personnel médical est suffisant dans tous les cas.

7° Peut-on dire approximativement quel est le prix moyen payé aux médecins pour leurs visites, surtout dans les campagnes? Y a-t-il des communes ou des associations d'habitants qui aient contracté avec un ou plusieurs médecins un abonnement pour procurer à tous les membres de la communauté ou de l'association les soins nécessaires, en cas de maladie? Là où ces abonnements existent, quel en est le taux? Quels avantages ou quels inconvénients ont-ils paru présenter?

Les honoraires des visites et voyages dans les communes rurales ne sont point en rapport avec les besoins du médecin; ils sont ordinairement de 2 fr. par myriamètre parcouru, aller et retour, rarement plus, quelquefois moins.

A Angers, la Société de secours mutuels et plusieurs corporations d'ouvriers; à Chalonnes et à Trélazé, les directeurs des mines et des ardoisières ont des médecins qui sont chargés de donner des soins, en cas de maladie, aux ouvriers, aux membres de l'association quand ils les réclament. Le taux de ces abonnements est très-variable et ne peut être fixé, même approximativement, par le Conseil, qui ne peut pas non plus s'expliquer catégoriquement sur les avantages de ces abonnements, qui ne sont en exercice que depuis peu de temps.

Quant aux inconvénients qu'ils peuvent présenter, il y en a un qui frappe chaque jour MM. les médecins attachés à l'hôpital, c'est qu'on n'y reçoit presque plus que des maladies chroniques. On soigne d'abord le malade à son domicile, on lui prodigue tous les soins qui lui sont nécessaires, mais souvent la meilleure volonté ne suffit pas; on exécute mal les prescriptions du médecin, chaque voisin apporte ses appréhensions, ses conseils; un traitement incomplet n'arrête point la marche de la maladie, les ressources s'épuisent, et quand le malade se décide à aller à l'hôpital, plusieurs semaines sont quelquefois nécessaires pour guérir une maladie chronique qui, prise à l'état aigu, n'aurait demandé que quelques jours de traitement.

Le Conseil charge son secrétaire de transcrire toutes ces réponses sur le tableau qui doit être remis à M. le Préfet; il le charge de plus de joindre à ce tableau une copie du procès-verbal de la séance.

Le Secrétaire,

A. LACHÈSE.

Eaux stagnantes et insalubres.

Une plainte est adressée à **M.** le Préfet par **M.** Frémy de Chalonnes, qui déclare que les emprunts de terrain faits pour la construction de la route nº 14, aux abords de la ville, ont laissé des cloaques infects qui causent un état d'insalubrité dont tout le quartier avoisinant supporte les fâcheux effets.

L'examen de cette plainte a fait connaître ce qui suit :

Pour construire la levée qui aboutit au pont du Layon, on a dû prendre des terres dans une prairie communale dont la partie adjacente à cette levée est bornée d'un côté par la rivière, et de l'autre par un chemin incliné qui la sépare du jardin de la maison de M. Frémy. Si on s'était borné, en exécutant ce travail, à faire une tranchée profonde et parallèle à la chaussée, on aurait pratiqué de la sorte un véritable canal qui, rempli des eaux du Layon, même pendant les chaleurs de l'été, aurait offert les avantages d'un petit port et n'aurait présenté aucun inconvénient au point du vue de la salubrité publique.

Mais au lieu de prendre les terres dans un espace

circonscrit, dans des limites déterminées relativement à l'étendue en surface et à la profondeur, on s'est contenté d'enlever celles dont on avait besoin en creusant çà et là d'une manière irrégulière et inégale. En opérant ainsi on a créé un véritable marais à compartiments qui, envahi pendant les crues par les eaux du Layon, avec lequel il communique, se dessèche presque entièrement, quelquefois même à plusieurs reprises pendant l'année, dans la saison des basses eaux. Ce dessèchement lent et partiel d'eaux qui cessent à un certain niveau d'être en communication avec la rivière et deviennent alors stagnantes et corrompues, donne lieu à des émanations fétides dont les effets fâcheux sur la santé sont incontestables. En temps ordinaire ces effluves produisent des fièvres intermittentes qui, répétées chaque année, finissent par altérer à la longue les constitutions les plus robustes ; souvent les fièvres dont la cause agit incessamment sur l'économie résistent même au quinquina et prennent un caractère de chronicité qui n'est pas sans danger. En temps d'épidémie cholérique, elles peuvent venir en aide à l'influence générale et déterminer dans leur sphère d'action l'apparition du fléau.

Le Conseil pense que l'existence de ce marais, qui constitue dans certains temps un véritable cloaque, est pour les habitations voisines une source d'insalubrité qu'on doit se hâter de faire disparaître, et propose, pour atteindre ce but, l'exécution d'un travail facile et peu coûteux, qui consisterait à transformer en un véritable canal, d'une largeur déterminée par l'autorité compétente, la portion du marais qui avoisine la levée. La profondeur de ce canal devrait être inférieure au niveau des plus basses eaux du Layon; il devrait être légèrement incliné vers la rivière, pour faciliter le renouvellement des eaux. Les terres provenant du creusement de ce canal suffiraient sans doute pour combler le reste du marais, qui pourrait être utilisé par une plantation d'arbres.

Commissaires : MM. Negrier, Daviers.

Cadot, *Rapporteur*.

Adopté le 1er mars 1855.

Fonderies de chandelles.

Le Conseil examine plusieurs demandes présentées
par des fondeurs de suif à l'effet d'être autorisés à
continuer leur industrie.

La fonte des suifs en branches à feu nu, dite fonte
aux cretons, est placée dans la première classe des
établissements insalubres, dangereux ou incommodes,
à cause du danger du feu et de l'odeur très-désagréa-
ble qui se répand même au loin pendant l'opération.

Cependant il existe depuis longtemps, à Angers,
plusieurs fabriques de chandelles qui opèrent la fonte
aux cretons à feu nu et sont pour les habitations qui
les avoisinent une cause incessante d'incommodités.

Plusieurs des industriels qui exercent cette profession réclament contre une décision dont ils ont été
récemment l'objet, et demandent qu'au lieu de supprimer une industrie qu'ils exercent depuis si longtemps,
l'autorité prenne les mesures nécessaires pour qu'ils
puissent opérer à l'abattoir la fonte des suifs à feu nu
ou par les procédés nouveaux, puisqu'à Paris les ordonnances de police ne permettent la fonte des suifs
en branches que dans les abattoirs généraux. C'est dans

ce sens que Mme veuve Raffray-Licois, M. Licois-Guittonneau, rue de la Coulée et rue de la Parcheminerie ; M. Chevallier, rue Saint-Nicolas, dans une pétition adressée à M. le Préfet, demandent à continuer leur industrie, c'est-à-dire suivant la déclaration verbale qu'ils ont faite à la Commission, à jouir des avantages qu'ils ont eus jusqu'ici.

Toutefois l'un d'eux, M. Chevallier, s'est placé dans une position différente ; il demande à l'administration de l'autoriser à fondre le suif en branches dans son domicile par un procédé nouveau.

Les pièces de l'enquête établissent qu'il existe en majorité des oppositions formulées à la fois contre la fonte aux cretons opérée dans ces fabriques, et contre le coulage de la chandelle qui suit cette première opération.

Ces oppositions sont basées sur le danger du feu et l'incommodité causée par l'odeur réellement insupportable qui se répand lors de la fonte des suifs à feu nu.

L'avis de M. le Maire, motivé sur le rapport de M. le commissaire central de police et sur les décrets et ordonnances de 1810 et 1815, propose la suppression de la fonte à feu nu dans tous ces établissements, et demande l'autorisation pour chacun d'eux de continuer à fabriquer la chandelle, mais avec des suifs déjà préparés.

Après avoir pris connaissance des pièces concernant chaque pétitionnaire, la Commission s'est rendue sur les lieux et a visité en détail chacune de ces fabriques.

Elle s'est convaincue que si toutes n'ont pas les mêmes inconvénients, l'avis de M. le Maire est néanmoins suffisamment motivé,. car ces établissements sont, quant à la fonte des suifs aux cretons, placés dans la première classe des établissements insalubres.

Toutefois la Commission ne s'explique pas le même avis donné par ce magistrat contre l'usine de M. Chevallier, puisque ce fabricant, par une lettre du 4 octobre dernier, prie M. le Maire de vouloir bien prendre en considération le demande formelle qu'il a adressée à M. le Préfet, à la date du 3, et dans laquelle il déclare vouloir fondre dans son domicile ou à l'abattoir le suif en branches par un procédé nouveau.

Or, ce droit appartient incontestablement au pétitionnaire, en se conformant comme il l'a fait aux formalités voulues, puisque d'après le rapport d'une Commission instituée en 1837 et présidée par M. d'Arcet, de l'Institut, auteur du procédé nouveau, procédé aujourd'hui généralement employé, cette Commission propose à M. le Préfet de police de la Seine *de placer dans la deuxième classe les fonderies dans lesquelles on travaille le suif par l'acide sulfurique au moyen d'appareils décrits par cette Commission.* (Arc. d'hygiène, t. 24.) En effet, une ordonnance du 25 avril 1840 et une décision du ministre du Commerce du 18 août de la même année placent dans la deuxième classe les fonderies qui emploient l'acide sulfurique quand les appareils sont bien construits.

C'est par suite de ces circonstances que M. le Préfet demande au Conseil son avis motivé sur la demande formée par les trois pétitionnaires pour continuer la fabrication de la chandelle dans la maison habitée par chacun d'eux.

L'industrie de la chandelle est placée dans la deuxième classe, à cause de quelque danger du feu et d'un peu d'odeur qui se dégage pendant la fonte du suif. A Angers cette opération consiste en général à couler dans des moules appropriés le suif obtenu par la fonte aux cretons, et reçu dans une cuve contenant une certaine quantité d'eau, pour faciliter la séparation des impuretés et laisser refroidir le suif à un degré déterminé ; ou bien à fondre le suif déjà préparé et livré au commerce après avoir été obtenu soit par la fonte à feu nu, soit par la fonte à l'acide.

Mais ces suifs de toutes provenances n'ont pas tous les mêmes propriétés ni la même odeur surtout. Ceux obtenus par le procédé des cretons pouvant provenir de suifs en branches plus ou moins altérés, conservent en grande partie l'odeur repoussante qui vient à la fois de leur origine et du procédé qui sert à les extraire, ils restent imprégnés en effet de l'odeur produite par l'altération des membranes, du sang, des tissus graisseux et des produits provenant de la réaction d'une température que rien ne limite.

Les suifs à l'acide, au contraire, ne subissent pour leur extraction qu'une chaleur de cent et quelques degrés, et l'acide neutralisant l'ammoniaque qui sert de véhicule aux produits de l'altération dont nous venons de parler, n'ont jamais l'odeur désagréable et particulière aux suifs fondus à feu nu.

Mais dans le doute de la provenance des suifs qui servent à l'industrie des pétitionnaires et craignant que par négligence la fonte nécessaire au coulage ne s'opère à feu nu et vienne ainsi favoriser la volatilisation des produits odorants et pyrogénés qui existent dans les suifs aux cretons, et qui même pourraient se reproduire en partie par l'influence d'une température élevée, le Conseil propose d'exiger pour le suif à fondre pour le coulage et la mise en moules l'emploi d'un procédé de fonte uniforme quant à la température, celui'du bain d'eau dit bain-marie, ou le bain de vapeur, procédé employé à Angers et de l'emploi duquel elle fait une condition d'autorisation pour chacun des pétitionnaires.

Le Conseil propose donc de donner à Mme Raffray-Licois, rue de la Parcheminerie, à M. Licois-Guittonneau, rue de la Coulée, et à M. Chevallier, rue Saint-Nicolas :

1o L'autorisation de continuer dans leurs domiciles actuels la fabrication de la chandelle, en n'employant pour cette fabrication que des suifs déjà préparés.

2o Cette autorisation ne sera accordée qu'à la condition expresse que les suifs déjà préparés, quelle que soit leur provenance, seront fondus pour le coulage et la mise en moules au moyen du bain-marie ou de la vapeur.

3o La fabrique de Mme veuve Raffray-Licois étant située dans un local trop peu aéré, cette dame, autant que les circonstances peuvent le permettre, réunira les trois pièces qui forment aujourd'hui son atelier en une seule, ayant toutes les ouvertures nécessaires pour renouveler l'air. Elle devra en outre tenir sa fabrique dans le plus grand état de propreté.

Commissaires : MM. Mirault, Negrier.

CADOT, *Rapportéur.*

Adopté le 27 mars 1855.

Sévices sur les animaux de boucherie.

M. le Préfet invite le Conseil à délibérer sur cette question : Les sévices qu'on exerce journellement sur les animaux de boucherie sont-ils capables d'altérer les qualités de leur chair? Le Conseil, après s'être entouré des documents sur la matière qui traitent de l'hygiène et de la salubrité publiques, estime que cette question doit être résolue affirmativement.

C'est particulièrement depuis l'étable jusqu'à l'abattoir que les animaux de boucherie sont en butte aux mauvais traitements des conducteurs ou des bouchers. Les bœufs et les porcs que l'on conduit, soit à pied, soit en charrette ou par les wagons du chemin de fer, n'ont à souffrir que très-peu de ces divers moyens de voyager. Mais il n'en est pas de même des veaux, des moutons, des agneaux, des chèvres et des chevreaux. Personne n'ignore la manière brutale dont on en use avec eux quand on les transporte au marché ou à l'abattoir. « D'abord, dit M. Tardieu dans son Dictionnaire d'hygiène publique et de salubrité, on lie les pieds de devant, puis ceux de derrière, ensuite on réunit les quatre pieds de l'animal par un autre lien plus fort encore. Ce lien est une ficelle d'un assez fort calibre, mais tellement serré qu'il pénètre dans la peau, qu'il entoure cinq ou six fois. Ces opérations terminées, les veaux ou autres animaux sont entassés sur des voitures et placés de manière que leur tête soit pendante autour des ridelles extérieures du véhicule. C'est dans cet état qu'on leur fait parcourir des distances souvent énormes, et que, soumis à un long supplice, ils arrivent au terme de la course en proie les uns à une fièvre violente, à des congestions sanguines au cerveau, d'autres mourant d'asphyxie et de douleur. »

Ces pratiques cruelles, auxquelles il faut ajouter les coups, les morsures des chiens, la faim, la soif, l'exposition des animaux aux vicissitudes extrêmes de l'atmosphère, sont répandues par toute l'Europe et ont depuis longtemps soulevé les réclamations les plus vives. On s'est ému de compassion pour de pauvres animaux auxquels on infligeait tant de souffrances inutiles; d'autre part, on s'est demandé si ces barbaries n'exerçaient pas une influence fâcheuse sur la viande qui sert à l'alimentation des hommes. Une société instituée à Munich pour la répression des sévices contre les animaux, voulant s'éclairer à cet égard, nomma une commission composée de plusieurs de ses membres, qui s'adjoignit cinq experts, savoir : deux médecins-vétérinaires, deux bouchers et un traiteur. Or, il est résulté de cette enquête sur les effets des diverses manières de transporter les animaux, que ceux qui étaient placés en liberté sur des charrettes qui leur permettaient de se tenir debout ou couchés à volonté, arrivaient à leur destination dispos, bien portants, et qu'ils fournissaient une viande blanche, succulente, offrant de la consistance et d'un aspect appétissant ; tandis qu'au contraire les animaux qui avaient été liés et maltraités étaient la plupart malades, et que leur chair a été trouvée flasque, blafarde et très-disposée à se putréfier.

On conçoit facilement ces altérations de la viande. La ligature des pieds des animaux détermine de l'enflure, des ecchymoses et quelquefois la gangrène ; les congestions dans le tissu cellulaire, les muscles, le cerveau, qui sont un des effets des autres sévices, contaminent le sang et disposent les organes à une décomposition anticipée. Dès lors, ce ne sont point des animaux sains, mais plutôt des animaux surmenés et malades qui sont livrés à la consommation.

Par ces motifs, auxquels se lient des considérations morales d'une gravité incontestable, le Conseil adopte cette conclusion, que les mauvais traitements infligés aux animaux de boucherie nuisent à la qualité de leurs chairs et peuvent, en conséquence, porter atteinte à la santé publique ; que pour mettre un terme à ces abus, il importe que ces animaux, quand ils ne sont pas conduits à pied, soient transportés en liberté, c'est-à-dire non liés, sur des voitures assez spacieuses pour qu'ils puissent s'y tenir, à volonté, soit debout, soit couchés sur de la paille.

Commissaires : MM. DAVIERS, CORROY.

MIRAULT, *Rapporteur.*

Adopté le 23 juin 1855.

Enquête sur la fabrication du pain de 3ᵉ qualité.

M. le Maire d'Angers, par un arrêté du 19 juin dernier, a imposé à la boulangerie de la ville un pain de 3ᵉ qualité, à prix réduit de 30 c. par 6 kil. Ce pain, désigné sous le nom de *bis-blanc*, est composé de 4/5 farine de froment, et de 1/5 farine de seigle. L'arrêté est basé sur cette considération que « le pain de mé« teil, désigné anjourd'hui sous le nom de *pain brun*, « a cessé depuis longtemps d'être de la qualité vou« lue, et qu'il n'entre plus dans l'alimentation géné« rale : et que cependant il importe d'établir une qua« lité de pain qui, sans trop s'éloigner de la seconde « qualité, soit d'un prix moins élevé et réponde aux « besoins des habitants en présentant un aliment par« faitement sain et accessible à tous. «

Pour s'assurer, s'il est possible, que la fabrication se conforme exactement aux prescriptions de l'arrêté, et afin que les habitants n'éprouvent aucun doute sur les qualités hygiéniques et nutritives de ce pain, M. le Maire, par sa lettre du 5 juillet, n'hésite pas à appeler sur la fabrication de cet aliment de première nécessité la surveillance du Comité de salubrité, et le prie en conséquence de lui faire connaître par un rapport : 1° si le pain de 3e qualité est conforme aux prescriptions de l'arrêté; 2° s'il présente toutes les qualités hygiéniques et nutritives désirables.

La Commission nommée dans le sein du Conseil, a dû, avant de s'assurer de la qualité du pain vendu sous la désignation et le classement prescrits par l'arrêté, prendre tous les renseignements qui pouvaient l'éclairer sur la solution d'une question difficile et que l'analyse chimique ne réussit pas toujours à résoudre.

C'est donc après avoir pris connaissance des habitudes commerciales, non-seulement de la boulangerie, mais encore de celles qui règlent la mouture des blés dans les minoteries, que la Commission a pu juger en parfaite connaissance la qualité des pains qu'elle a examinés.

Or, il résulte de ces informations que sans être adultérées, les farines avec lesquelles on fabrique le pain de qualité inférieure sont celles que l'on désigne dans le commerce comme troisièmes ; que ces farines ne sont souvent qu'un mélange en proportions variables des farines de ce numéro avec des farines blutées à un degré inférienr et des gruaux-bis plus ou moins remoulus.

C'est la proportion plus ou moins grande de chacune des substances qui entrent dans la composition de ces farines qui, avec la quantité et la nature du levain, font les différences qu'on remarque dans les pains examinés. Ainsi, sur dix pains pris dans les quartiers les plus populeux de la ville, quelques-uns seulement se rapprochent par leurs propriétés géné râles du pain que la Commission a fait fabriquer pour servir de point de comparaison et de guide dans ces recherches délicates. Tous ces pains, à l'exception de trois, avaient une couleur plus ou moins brune, une odeur particulière ; ils étaient en général humides, peu cuits, compacts, pesants, pâteux et d'un goût souvent amer ou âcre, laissant sous la dent des points rugueux semblables à du sable fin. Presque tous, au bout de trente-six ou quarante-huit heures, se sont recouverts en partie de moisissure et n'ont pu servir alors qu'à la nourriture des animaux. A ces inconvénients assez marqués pour empêcher que la mastication et la déglutition en soient faciles et agréables, il faut ajouter que ce pain ne trempe pas bien dans la soupe, et que la saveur amère, que l'odeur nauséabonde et aigre se trouvent en quelque sorte exaltées par l'immersion dans un liquide chauffé.

La qualité des farines n° 3, celle des gruaux gris, la quantité relative de ces derniers, le levain, le degré de cuisson sont donc les causes de la qualité réellement inférieure, sinon mauvaise, du pain désigné et vendu sous le nom de *bis-blanc* 3e qualité.

Les résultats d'analyse chimique ne pouvant rendre compte d'une manière certaine que des altérations ou falsifications que les farines ou le pain peuvent subir, il devenait difficile, sans un travail fort long, de juger par ce moyen des qualités relatives des farines employées à la fabrication du pain de 3e qualité, et après avoir acquis la conviction que la qualité inférieure de ce pain ne provenait que des farines 3e et au-dessous mêlées en proportions variables à des gruaux-bis, la Commission a pensé que les questions qui lui sont soumises pouvaient se résoudre par des expériences comparatives qui, en fixant l'autorité sur la qualité de ce pain, lui ferait peut-être entrevoir la possibilité d'assurer à la population un pain ayant toutes les qualités désirables. Pour atteindre ce double but, et après s'être assurée que le pain de 3e qualité ne contenait que peu ou point de seigle (et ce fait s'explique par l'insuffisance de cette céréale sur nos marchés), la Commission a d'abord fait confectionner un pain dans les proportions et avec les substances indiquées par l'arrêté, à savoir 4/5 de froment et 1/5 farine seigle. Mais la qualité supérieure de ce pain, fait cependant avec de la farine provenant des hospices et classée pour ses qualités relatives entre la 2e et la 3e, a fait bientôt abandonner cet échantillon, à cause du prix de revient, supérieur à celui fixé par l'arrêté.

Pour se rapprocher autant que possible de ceux des pains qu'elle avait examinés, et qui avaient présenté quelques-uns des caractères du pain modèle, la Commission a fait fabriquer trois pains dans les conditions suivantes :

Le nº 1 avec 3/5 farine des hospices, 1/5 farine de seigle, 1/5 gruaux blancs.
     2   2/5   id.   1/5   id.   2/5   id.
     3   1/5   id.   1/5   id.   3/5   id.

Les pains provenant de ces divers mélanges, même celui fait avec le nº 3, contenant seulement 1/5 farine des hospices mêlée à 1/5 farine de seigle et 3/5 gruaux blancs, se sont trouvés supérieurs aux pains provenant de la boulangerie de la ville. Il est à noter que les gruaux blancs des hospices sont classés comme se rapprochant plus de la farine 3e que de la 2e.

Enfin, pour varier ces conditions de mélanges, qui ont toujours donné des résultats supérieurs aux pains examinés, la Commission s'est procuré de la farine 3e, provenant d'une minoterie, farine à laquelle se trouvent mêlés des gruaux-bis dans des proportions qui ne sont pas connues ; puis par imitation de cette farine, il a été fait dans les hospices un mélange de 2/3 de farine 3e pure, à 1/3 de gruau-bis. Ces deux sortes de farine ont servi chacune à la confection d'un pain qui a encore donné des résultats supérieurs à ceux des pains qui font le sujet de ces observations ; toutefois ils se rapprochaient des pains trouvés les meilleurs parmi ceux pris chez les boulangers.

Il résulte de cet examen que la farine 3e des minoteries, farine dont la composition réelle n'est connue que de ceux qui la fabriquent, mêlée à des gruaux-bis en proportion variable et qu'il est difficile de déterminer, a servi à la boulangerie de la ville à confectionner le pain de 3e qualité, et qu'il est à regretter que le syndicat, établi près de l'autorité municipale, n'ait pas instruit M. le Maire de la difficulté qu'il y aurait pour les boulangers à fabriquer un pain contenant 1/5 farine de seigle pour 4/5 de farine de froment, parce que le seigle ne se trouve plus en quantité suffisante sur les marchés ; qu'il est fâcheux, en outre, que le classement rigoureux de la farine de froment servant à la confection de ce pain n'ait pas été déter-

miné, puisque le commerce admet une série de numéros parmi les farines, numéros qui avec les gruaux
blancs ou bis surtout, font, pour ainsi dire, varier à
l'infini, et suivant l'intérêt de chacun, la qualité des
farines qui servent à la confection du pain actuellement vendu sous le nom de bis-blanc.

La Commission, par suite des faits qu'elle vient
d'exposer, décide :

1º Que le pain prescrit par l'arrêté de M. le Maire
à la date du 19 juin dernier, est parfaitement sain et
suffisamment nutritif;

2º Qu'il résulte de l'examen qu'elle en a fait, que
le pain de 3e qualité imposé par cet arrêté aux boulangers de la ville, n'est pas fabriqué par eux d'après
les conditions prescrites par l'arrêté, puisqu'indépendamment de ce que ce pain ne contient généralement
pas de seigle, ils mêlent aux farines qu'ils emploient
des farines de numéros et nécessairement de qualités
inférieures et des gruaux bis, qui donnent à ce pain la
couleur, l'odeur et la saveur que la Commission a
remarquées;

3º Que ce pain, dans de telles conditions, ne peut
être considéré comme ayant toutes les qualités hygiéniques, comme étant suffisamment nutritif, et qu'il
ne peut par conséquent servir à l'alimentation de la
population.

Commissaires ; MM. BIGOT, DAVIERS.

CADOT, *Rapporteur*.

Le rapport qui précède a été motivé par la lettre

suivante adressée à M. le Président du Conseil d'hygiène par M. le Maire d'Angers :

« Monsieur le Président,

« Par mon arrêté en date du 19 juin 1855, dont j'ai l'honneur de vous adresser un exemplaire imprimé ci-joint, j'ai imposé à la boulangerie la fabrication d'un pain de 3e qualité dit désormais *pain bis blanc,* lequel doit être composé de froment avec addition de seigle, sans que la quantité puisse jamais excéder un cinquième.

« Ce pain doit toujours être livré à 30 c. [1] au-dessous du pain de 2e qualité.

« Il est du plus haut intérêt que cette 3e qualité de pain se répande dans la population, et, pour qu'il en soit ainsi, il est indispensable que la fabrication se conforme exactement aux prescriptions de l'arrêté et que les habitants n'éprouvent aucun doute sur les qualités hygiéniques et nutritives de ce pain.

« Je n'hésite donc pas à appeler sur la fabrication de ce pain la surveillance du Comité que vous présidez, et je vous prie de vouloir bien me faire connaître par un rapport : 1o si le pain de 3e qualité livré à la consommation est conforme aux prescriptions de l'arrêté ; 2o s'il présente toutes les conditions hygiéniques et nutritives désirables.

« Il serait utile en même temps que vous voulussiez bien étendre votre surveillance sur les alcools et sur

---

[1] Les six kilogrammes.

le vinaigre, dont la consommation est considérable en ce moment à Angers, en raison de la cherté du vin, afin de vous assurer qu'il ne s'y rencontre aucun mélange de nature à compromettre la santé des consommateurs. Je vous prie également de vouloir bien me faire un rapport sur les vérifications auxquelles la Commission se sera livrée.

« Si l'assistance de la police vous était nécessaire, je m'empresserais de donner les ordres nécessaires pour qu'elle se mît à votre disposition, mais il est à désirer que la surveillance de la Commission puisse s'exercer en évitant tout ce qui serait de nature à paraître blessant pour les débitants.

« Veuillez agréer, etc.

« *Le Maire d'Angers* ,

« DROUART, adjoint. »

(L'étude de la question des eaux-de-vie et vinaigres a été remise à une époque ultérieure.)

Fonderie de suif en branches.

Mme Raffray-Licois, par suite de la mesure concernant les fabricants de chandelles de cette ville, a été autorisée, ainsi que ses confrères, à fondre seulement par le moulage, les suifs déjà préparés, en prenant toutes les précautions nécessaires pour éviter le danger du feu et l'incommodité qui peut résulter de la fonte de certains suifs préparés à feu nu.

Par sa lettre en date du 17 novembre, cette dame demande l'autorisation d'établir dans son domicile une fonderie de suifs en branches au moyen du bain-marie et des acides.

Les pièces de l'enquête établissent qu'aucun habitant ne s'est présenté pour déposer en faveur de la demande faite par Mme veuve Raffray ; elles témoignent au contraire par des protestations collectives et personnelles de l'opposition d'un certain nombre d'habitants à cet établissement. Les oppositions sont généralement basées sur le danger du feu, sur l'insalubrité qui peut résulter pour le quartier de l'autorisation de fondre du suif en branches, même par les acides, car, disent certains pétitionnaires, il se dégage par suite du contact de l'acide avec un corps gras un gaz *fort pénétrant et très-malfaisant.*

L'avis de M. le Maire, basé sur celui déjà donné lors de la première enquête, estime qu'il n'y a pas lieu à autoriser la nouvelle demande de la pétitionnaire. Il faut donc examiner si les ordonnances de 1840, qui autorisent sous certaines conditions la fonte des suifs par le moyen des acides dans l'intérieur des villes, sont applicables à la fabrique de Mme veuve Raffray.

Cette opération est fondée sur la propriété qu'a l'acide sulfurique étendu d'eau de désagréger ou dissoudre à une température qui ne dépasse guère 100 degrés les membranes, les tissus adipeux, les débris azotés, et de mettre ainsi le suif en liberté. Dans la réaction qui s'opère, dans les modifications pour ainis dire moléculaires qui se produisent dans la petite quantité d'acides gras qui peuvent se former, il n'y a aucune production du gaz pénétrant et très-malfaisant dont parlent certains pétitionnaires, qni ont confondu sans doute la simple opération que nous venons de décrire avec la fabrication des bougies par le moyen de l'acide sulfurique concentré, agissant à une température qui dépasse 100 degrés sur des corps gras neutres; dans cette opération, en effet, il se produit et il se dégage de l'acide carbonique et surtout de l'acide sulfureux, gaz *très-pénétrant et très-malfaisant.* Au contraire, dans la fonte des suifs à l'acide et quand l'opération est bien conduite, on s'aperçoit à peine des phénomènes qui l'accompagnent; les vapeurs aqueuses qui s'élèvent pendant l'ébullition ont seulement une légère odeur aigre, acide. Toutefois les auteurs du procédé qui reçoit aujourd'hui une application si générale, ont voulu mettre à l'abri de la négligence l'opération importante qu'ils ont indiquée, et pour atteindre ce but, ils ont proposé au législateur les modifications qu'ils ont jugées nécessaires et qui forment une des parties essentielles des ordonnances de 1840. C'est donc cette modification que nous venons vous proposer et qui sera une des conditions de l'autorisation provisoire que nous demandons en faveur de Mme Raffray.

Cette dame opère la fonte des suifs aux acides une fois chaque semaine et dans les conditions générales que nous venons d'indiquer ; les causes d'incendie dont se plaignent les pétitionnaires se trouvent même éloignées par suite de la disposition particulière du fourneau de la fabrique ; en effet, au moyen d'un mur de refend qui sépare le fourneau de son foyer, celui-ci s'alimente en dehors de la pièce où s'opère la fonte et empêche ainsi toute communication du feu extérieur avec la pièce elle-même. Cette chaudière, en cuivre rouge, d'une forte épaisseur, est placée à demeure dans une maçonnerie solide ; ses rebords plans viennent recouvrir toute l'épaisseur des parois du fourneau, en sorte qu'en admettant que par suite de l'ébullition ou de la négligence une partie du corps gras pût être entraînée, il se répandrait sur le sol de la pièce séparée du foyer par le mur de refend dont nous venons de parler. En fermant l'ouverture du foyer, toute communication deviendrait impossible, et le feu, faute d'aliment, serait bientôt éteint.

Mais si sous ce rapport les garanties de sûreté se trouvent suffisamment établies, on ne peut dissimuler que pour Mme Raffray elle-même, pour sa famille, pour les gens qu'elle emploie, les conditions générales de salubrité laissent beaucoup à désirer. L'air ne circule pas convenablement dans cette suite d'appartements étroits qui font l'ensemble de son usine, et on est frappé tout d'abord par l'odeur particulière et désagréable attachée à cette industrie. Aussi la Commission n'hésite pas à vous proposer de n'accorder, à Mme Raffray qu'une autorisation provisoire, dont l'effet cessera avec les trois années de bail qui lui restent encore à remplir.

La Commission conclut donc à ce que Mme Raffray-Licois soit autorisée, pour trois années seulement, à fondre dans son domicile, rue de la Parcheminerie, 35, le suif en branches au moyen de l'acide sulfurique étendu, à la condition :

1º De n'opérer cette fonte que le jour et non la nuit ;

2º De recouvrir la chaudière où se fait cette opération d'un couvercle en tôle ayant la forme d'un chapiteau conique se terminant par un tuyau d'un diamètre suffisant pour permettre que toutes les vapeurs provenant de la chaudière en ébullition soient dirigées à une certaine hauteur dans la cheminée du fourneau. Ce couvercle s'adaptera exactement aux rebords de la chaudière, soit par un lut, soit par des boulons, de manière à empêcher la vapeur et l'odeur de se répandre au dehors ou dans les pièces contiguës. La rame qui sert à agiter la masse en ébullition pourra être fixée dans une douille tenant au chapiteau, au moyen d'une peau qui fermera exactement cette ouverture, par laquelle la vapeur pourrait s'échapper.

Commissaires : MM. Negrier, Mirault.

Cadot, *Rapporteur.*

Adopté le 10 mars 1856.

Atelier d'équarrissage.

Par une pétition datée du 30 juillet 1855, le sieur Maurier demande l'autorisation de créer un atelier d'équarrissage et une fabrique d'engrais dans un terrain situé clos des Ligerais, commune de Chalonnes-sur-Loire, et désigné par le n° 262 sur le plan joint à la demande.

L'enquête de *commodo et incommodo* faite au sujet de cet établissement a duré du 17 septembre au 17 octobre 1855 ; elle a donné lieu à diverses oppositions qui se résument ainsi : Quelques propriétaires de terrains qui environnent l'atelier du sieur Maurier, craignent pour eux et leurs bestiaux les émanations infectes de ce genre d'industrie, et font opposition à la demande.

Toutefois un grand nombre de propriétaires possédant aussi des parcelles de terrain dans le voisinage, ont signé une pétition dans laquelle ils reconnaissent que la fabrique d'engrais projetée sera d'utilité publique et demandent qu'elle soit autorisée.

Enfin M. le Maire de Chalonnes joint au dossier son avis personnel. Il redoute pour les propriétés voisines et pour la ville de Chalonnes des émanations insupportables, et conclut en proposant que la demande du sieur Maurier soit rejetée.

La Commission s'est transportée sur les lieux le 25 février dernier et a constaté que l'endroit choisi par le sieur Maurier pour l'établissement d'un atelier d'équarrissage et d'une fabrique d'engrais, est à plus de 300 mètres de toute habitation et à 1500 mètres de la ville ; qu'il est situé sur une hauteur et dans des conditions telles que, s'il était fait droit aux réclamations mentionnées sur le projet d'enquête par le rejet de la demande du sieur Maurier, aucune autorisation de ce genre ne devrait être accordée, car les émanations de cet établissement ne paraissent pas pouvoir incommoder les propriétaires des champs voisins, pendant le peu de temps qu'ils y travaillent, ni être funestes aux bestiaux des fermes environnantes.

L'établissement du sieur Maurier rendra un service évident à l'agriculture, il débarrassera en outre les environs des animaux morts que l'on enfouit sous terre par suite du défaut d'atelier pour les recevoir.

En conséquence, la Commission est d'avis qu'il y a lieu d'accorder la demande formée par le sieur Maurier. Toutefois, pour atténuer l'inconvénient des émanations inséparables de ce genre d'industrie et dans l'intérêt de la salubrité publique, elle propose d'imposer au pétitionnaire les obligations suivantes :

1º Un mur d'enceinte de 2m,50 entourera le chantier, dont l'isolement sera complet ; aucun logement ne sera habité dans l'intérieur de cette enceinte ni à moins de 150m ;

2º La cuisson des chairs aura lieu en vase clos et à la vapeur ;

3⁰ Les matières solides (chairs détachées des os, etc.) seront mises dans une fosse dont les parois, en bonne maçonnerie, seront recouvertes d'un enduit imperméable, chaux hydraulique ou cendre de chaux. Cette fosse sera fermée hermétiquement avec des planches juxtaposées ;

4⁰ Les matières liquides (sang, etc.), seront reçues dans une fosse spéciale à parois également imperméables, et ne séjourneront pas à l'air ;

5⁰ Tous les gaz, toutes les émanations provenant de la cuisson ou du séjour des matières dans les fosses, seront recueillis dans une cheminée qui les transportera à 10^m dans l'atmosphère. Les fosses seront à cet effet mises en communication avec la cheminée au moyen de tuyaux ou de carneaux spéciaux ;

6° Le chantier sera recouvert d'un pavage à la cendre de chaux tel que l'écoulement des eaux soit facile. Les eaux chargées de gélatine et autres matières animales et les eaux dites de lavage encore chargées de ces matières, devront se rendre dans la fosse destinée aux liquides ou dans un puisard absorbant ;

7° Tout dépôt de matières organiques à l'état frais : ossements, sang, tendons et peaux est expressément interdit.

Commissaires : MM. Daviers, Cadot.

Orsel, *Rapporteur*.

Adopté le 10 mars 1856.

Atelier d'équarrissage.

Les sieurs Laillé (Jacques), domicilié à Beaupreau, et Chevrier (Jean), demeurant à Brissac, demandent à à M. le Préfet l'autorisation d'établir un atelier d'équarrissage et une fabrique d'engrais dans une pièce de terre située commune de Quincé.

Les pièces de l'enquête constatent qu'aucun habitant n'est venu déposer en faveur de la demande faite par les pétitionnaires, tous au contraire s'opposent à l'établissement provisoirement construit, et même à celui qui pourrait l'être dans de meilleures conditions. Ces oppositions sont fondées sur l'insalubrité des ateliers d'équarrissage, sur les émanations et odeurs infectes qui se répandent au loin, rendent inquiets les animaux qu'on conduit au pâturage, et les empêchent de se nourrir convenablement. Ils se plaignent encore, et avec raison, de l'état actuel de cet atelier, dont les clôtures sont insuffisantes et permettent aux chiens des environs d'enlever les débris putréfiés des animaux qu'on a abattus. Enfin il paraît, et M. le Maire le constate, que l'incurie et la négligence du sieur Chevrier sont généralement connues et doivent empêcher d'avoir confiance dans les promesses qu'il pourrait faire. Aussi M. le Maire n'hésite pas, connaissant l'exactitude des plaintes portées par les habitants et l'état précaire du sieur Chevrier, à se joindre à ses administrés pour demander que les sieurs Laillé et Chevrier ne soient pas autorisés à établir un atelier d'équarrissage dans la commune de Quincé.

En présence de ces déclarations, la Commission a dû se transporter sur les lieux ; elle a constaté en effet qu'une partie des plaintes portées par les habitants était fondée. L'atelier actuel d'équarrissage n'est point établi dans les conditions exigées ; les murs sont en terrasse, le toit qui les recouvre en paille et les ouvertures, mal établies, peuvent permettre aux animaux de s'y introduire ; enfin l'intérieur de l'atelier est repoussant de malpropreté et cet état de choses ne peut être toléré plus longtemps.

Mais le lieu choisi par les sieurs Laillé et Chevrier pour un atelier d'équarrissage convenablement établi offre toutes les conditions désirables : il est élevé, très-aéré, et suffisamment éloigné de toutes les habitations. Il est donc impossible de ne pas accueillir la demande qu'ils ont adressée à M. le Préfet s'ils veulent se soumettre aux conditions qui vont leur être imposées.

L'engrais se compose, d'après leur déclaration textuelle, « de chair d'animaux, de chaux, de manis, de « résidu des lieux et eaux fortes, le tout combiné en- « semble. Ainsi par l'emploi de la chaux et d'eaux

« fortes, il n'en résulte aucune mauvaise odeur pour
« gêner la salubrité publique. »

On voit par cette rédaction que ces industriels ne
se rendent pas compte de la valeur de leur procédé
et qu'ils doivent perdre la plus grande partie de la
matière azotée qui fait la richesse des engrais. Cette
composition rappelle l'étude faite dans une autre occasion d'un procédé analogue employé dans un atelier
d'équarrissage établi près la route de Bécon. On cons-
tata alors l'énorme déperdition de matière azotée qui
se dégageait sous forme d'ammoniaque pendant la
carbonisation des chairs au moyen de la chaux; il fut
alors établi que la chaux employée dans des proportions convenables pourrait devenir un moyen de conservation des matières animales et que peut-être ce
procédé recevrait plus tard son application. En effet,
M. Payen, de l'Institut, M. Dubas, professeur de physique à Marseille, ont donné communication à l'Institut d'expériences relatives à l'action antiseptique que
la chaux exerce sur l'urine pendant toute la durée
de la concentration de ce liquide, et à l'effet analogue
que produit la chaux sur la chair musculaire et le
sang des animaux.

Mais en regrettant l'emploi de procédés si arriérés,
la Commission n'oublie pas qu'elle ne doit considérer
l'industrie des pétitionnaires qu'au point de vue de la
salubrité publique; en conséquence, elle a l'honneur
de vous proposer d'autoriser les sieurs Laillé et Chevrier à établir un atelier d'équarrissage au lieu désigné au plan, mais aux conditions suivantes :

1° L'atelier d'équarrissage aura une étendue double de celle de l'atelier provisoire actuel ; '

2° Les murs de l'atelier, construits à chaux, auront 2^m,50 d'élévation au-dessus du sol ; ils seront enduits extérieurement et intérieurement ;

3° Aucun logement ne sera habité dans l'intérieur de cette enceinte ni à moins de 150^m ;

4° Les fosses destinées à recevoir, soit les matières liquides, sang, eaux de lavage, etc., soit les chairs qui doivent être consommées, seront construites en maçonnerie et recouvertes intérieurement d'un enduit imperméable, chaux hydraulique, cendre de chaux. Elles auront une profondeur de 1^m,50 sur une étendue proportionnée à l'industrie des pétitionnaires. Leur ouverture au-dessus du sol sera disposée de manière à pouvoir être fermée exactement par des planches ou carreaux d'une épaisseur suffisante ;

5° Le sol du reste de l'atelier sera recouvert avec des pavés réunis au moyen de cendre de chaux ; il lui sera donné la pente nécessaire pour l'écoulement au dehors des eaux pluviales ;

6° Les portes, solidement construites, fermeront exactement et de manière à ce qu'aucun animal ne puisse s'introduire dans l'atelier ;

7° Le composé qui, avec les matières animales ou autres sert à former l'engrais, sera recouvert exactement, pendant tout le temps nécessaire à sa formation, d'une couche de plusieurs centimètres d'épaisseur, soit de chaux vive, soit de tourbe carbonisée ou mieux de charbon divisé ;

8

8º Aucun animal ne sera abattu en dehors de l'atelier, et tout dépôt de matières organiques à l'état frais, ossements, sang, tendons et peaux, est expressément interdit.

Commissaires : MM. DAVIERS, NEGRIER.

CADOT, *Rapporteur*.

Adopté le 10 mars 1856.

Fonderie de suif au bain-marie.

Par sa lettre du 14 mai dernier, M. le Préfet demande au Comité d'hygiène un avis motivé sur la demande formée par le sieur Daignière-Genest, à l'effet d'être autorisé à établir dans un terrain situé à Angers, s'exploitant par les rues Haute-Pierre-Lise et Gâte-Argent, une fonderie de suifs au bain-marie et une fabrique de chandelles et de bougies.

L'enquête sur cette demande, ouverte le 13 mars 1856, a été close le 22 du même mois.

Elle établit que tous les signataires sont venus s'opposer non pas à la création d'une industrie nouvelle, mais, ainsi que le déclare M. le Maire, à un établissement qui fonctionne depuis plusieurs années sans autorisation, et dont le propriétaire a voulu régulariser la position en obtenant simplement l'autorisation de conserver dans les conditions où il existe, l'établissement formé sans permission préalable.

L'opposition des signataires de l'enquête s'appuie sur le classement de ce genre d'industrie, qui pour quelques-uns doit être rangé parmi les établissements insalubres et qui à ce titre doivent être éloignés des habitations. D'autres, au contraire, placent cette industrie dans la 2e classe et déclarent qu'elle ne peut être éloignée des habitations qu'autant qu'il sera constaté qu'elle pourra nuire à la santé des populations du quartier et causer des dommages aux propriétés voisines. Le danger du feu, l'insalubrité causée par l'odeur qui se produit pendant la fonte des suifs ou la fabrication de la chandelle, sont les motifs donnés par le plus grand nombre des opposants, parmi lesquels se trouvent deux meuniers, qui expriment la crainte que la fumée produite par la cheminée de la machine à vapeur ne vienne altérer la blancheur de leurs farines et porter ainsi préjudice à leur industrie.

L'avis motivé de M. le Maire résume et résout cette double question :

1o Celle qui est soumise à l'appréciation du Conseil.

2o Celle qui concerne la machine à vapeur nécessaire à M. Daignière pour la fonte des acides gras et sur laquelle MM. les ingénieurs auront à donner leur avis.

Sur la première question, M. le Maire, après avoir déclaré que l'usine de M. Daignière-Genest est la seule de ce genre que possède la ville, constate, ainsi que nous l'avons fait nous-mêmes, que les divers ateliers du pétitionnaire, construits dans un grand enclos, sont parfaitement tenus ; bien qu'ils fussent remplis de marchandises (chandelles et bougies), il ne s'y répandait aucune mauvaise odeur. La fumée qui s'échappe des divers fourneaux, quoique n'étant pas consumée, est très-peu considérable par suite de la qualité du charbon employé, et n'est pas réellement

de nature à nuire aux propriétés voisines. A l'appui
de ce double fait, M. le Maire fait connaître l'ignorance où se trouvait la plus grande partie des propriétaires et locataires des maisons environnantes sur l'e-
xistence de cette usine, et ce qui le démontre, ajoute
ce magistrat, c'est que la moindre parcelle de fumée
qui tomberait sur la cire préparée ou sur les bougies
fabriquées lorsqu'elles sont étendues au dehors, occasionnerait de grandes pertes au fabricant, qui a le plus
grand intérêt à éviter cet inconvénient.

Dans cet état de choses, M. le Maire, tout en ex-
primant un blâme contre le sieur Daignière pour
s'être permis d'établir son usine sans autorisation
préalable, est personnellement d'avis qu'il y a lieu à
régulariser sa position industrielle, en lui accordant
la permission de conserver ladite usine telle qu'elle
est montée, sous la réserve, bien entendu, des droits
des tiers dans le cas où par une plus grande extension donnée à son établissement, il viendrait à leur
causer quelques dommages.

En cet état de la question, la Commission a dû visiter les lieux, se faire rendre compte des procédés de
fabrication, et voir ensuite si leur application classait
dans la première ou dans la deuxième catégorie l'usine
du pétitionnaire.

Le genre de fabrication de M. Daignière-Genest
comprend :

1° La fonte des suifs en branches au moyen des acides.

2° La fonte des suifs déjà préparés et de toute provenance, ponr le coulage et la mise en moule.

3º La fonte au moyen de la vapeur des acides gras pour la fabrication des bougies stéariques.

La fonte des suifs en branches au moyen des acides n'a lieu que très-rarement dans l'établissement de M. Daignière, mais comme ce fabricant se réserve, d'après la déclaration qu'il en a faite, le droit de fondre par ce procédé, la Commission croit devoir rappeler sommairement les motifs des conclusions qu'elle a prises dans des circonstances analogues, et notamment lorsqu'elle a eu à se prononcer sur la fonderie de Mme veuve Raffray-Licois.

La fonte aux acides, rangée par les ordonnances de 1840 dans la deuxième classe, est basée sur la propriété qu'a l'acide sulfurique étendu d'eau, non-seulement d'enlever par la macération préalable toute odeur désagréable aux suifs en branches que l'on soumet à son action, mais encore par l'ébullition, de désagréger ou dissoudre les membranes, le tissu adipeux, les débris azotés et de mettre ainsi le suif en liberté.

Dans cette opération, les produits ammoniacaux qui sont le résultat de l'altération si rapide des suifs, pendant les chaleurs de l'été surtout, disparaissent par suite de la combinaison de l'acide sulfurique avec l'ammoniaque, qui sert de véhicule aux odeurs souvent repoussantes qui sont le produit de ces altérations. Ainsi donc la fonte des suifs en branches au moyen des acides ne peut avoir aucun inconvénient si M. Daignière prend les précautions qui lui ont été indiquées et que les ordonnances de 1840 rendent obligatoires.

Les suifs de toute provenance, mais déjà préparés, peuvent être fondus sans nuire à la salubrité publique si tous les fabricants opèrent cette fonte au bain-marie, ou bien, comme le peut M. Daignière, par le moyen d'un jet de vapeur passant dans une bassine à double fond. Cette précaution, dont on doit faire une condition d'autorisation, a pour but d'empêcher la volatilisation des produits odorants ou pyrogénés qui existent dans les suifs obtenus à feu nu et qui pourraient se répandre et même se produire en partie sous l'influence d'une température élevée.

Enfin, pour éviter les plaintes exprimées par quelques pétitionnaires, les cheminées des différents fourneaux qui nous paraissent, au reste, trop rapprochées des toitures, devront être élevées de 2^m, et puisque l'expérience prouve que le charbon employé par M. Daignière ne répand presque pas de fumée, il devra en continuer l'usage.

M. Daignière, en formulant la demande d'autorisation d'établir dans son domicile une fabrique de bougies stéariques, n'a pas entendu par là préparer lui-même les acides gras qui servent à les confectionner; son industrie se borne à fondre au moyen de la vapeur l'acide stéarique déjà préparé et qu'il reçoit sous la forme de pains plus ou moins considérables. Ce genre de fabrication ne consiste donc pour lui que dans la fonte des acides gras et dans la séparation au moyen d'un jet de vapeur mis en contact avec l'acide stéarique lui-même, d'une petite quantité d'acide sulfurique et de sulfate de chaux retenus dans la préparation de l'acide stéarique. Cette fabrication ne présente donc aucun inconvénient, car pendant cette opération bien simple, il ne se dégage aucune odeur sensible, et, sous ce rapport, la fonte des acides gras n'est pas comparable à celle des suifs, qui sont toujours plus ou moins odorants.

Les faits qui précèdeut permettent de classer la fabrique de M. Daignière-Genest dans la deuxième catégorie des établissements insalubres, c'est-à-dire parmi ceux qui peuvent être établis dans l'intérieur des villes.

Se fondant sur les dispositions des ordonnances et règlements de 1840, la Commission conclut à ce que M. Daignière-Genest soit autorisé à continuer son industrie dans le local où elle existe depuis plusieurs années, aux conditions suivantes ; et sous toutes réserves des droits des tiers :

1o Afin d'éviter le danger du feu, la fonte des suifs en branches, celle des suifs déjà préparés et de la stéarine, n'aura lieu que pendant le jour et non la nuit.

2o La chaudière où se fait la fonte aux acides sera munie d'un couvercle en tôle ou chapiteau conique, se terminant par un conduit d'un diamètre suffisant pour permettre que toutes les vapeurs provenant de la chaudière en ébullition soient dirigées à une certaine hauteur dans la cheminée du fourneau.

Ce couvercle s'adaptera exactement aux rebords de la chaudière, soit au moyen d'un lut, soit avec des boulons, et de manière, en cas de négligence, à empêcher la vapeur et l'odeur de se répandre au dehors ou dans les pièces contiguës. La rame qui sert à agiter la masse pourra être fixée dans une douille tenant au chapiteau au moyen d'une peau qui fermera cette ouverture, par laquelle la vapeur pourrait s'échapper.

3º La fonte des suifs de toute provenance et déjà préparés aura lieu au bain-marie ou par un jet de vapeur passant dans le double fond d'une bassine destinée à cette opération.

4º Les cheminées des différents fourneaux seront exhaussées de 2m.

5º La fonte et le coulage des acides gras pour la confection des bougies stéariques offrant toutes les dispositions nécessaires et ne présentant aucun danger pour la salubrité, la Commission n'a rien à y ajouter ; elle propose donc de comprendre cette industrie avec celles pour lesquelles elle conclut à l'autorisation.

Commissaires : MM. MIRAULT, NEGRIER.

CADOT, *Rapporteur*.

Adopté le13 juin 1856.

Emanations insalubres résultant d'inondations.

A la suite des inondations de 1856, M. le Préfet de Maine-et-Loire a demandé au Conseil de signaler les moyens de combattre efficaccment les émanations insalubres qui peuvent succéder à la retraite des eaux. L'étude de cette question a été remise à une Commission de cinq membres qui, aprés avoir visité l'une des communes inondées, a rédigé l'instruction suivante, dans laquelle elle s'est appliquée à exposer d'une manière simple et claire les moyens qu'il convient d'employer pour empêcher ou détruire l'infection des contrées inondées et les conséquences fâcheuses que les inondations peuvent avoir pour la santé publique.

Instruction du Conseil départemental d'hygiène.

Après avoir porté sur leur passage la ruine et la dévastation, les eaux qui ont envahi nos vallées vont laisser, en se retirant, des germes d'insalubrité dont il importe de signaler, de prévoir et surtout de prévenir les funestes effets. Mais, pour conjurer le danger, il faut le connaître et savoir l'envisager sans exagération comme aussi sans crainte et sans faiblesse.

Dissimuler la vérité aux populations serait les exposer à devenir victimes d'un nouveau fléau plus redoutable peut-être encore que le premier, et dont elles ne peuvent se préserver qu'en déployant encore une fois l'activité laborieuse, l'énergique fermeté et le dévouement sans bornes dont elle a donné tant de preuves aux tristes jours de l'inondation. Disons-le hautement, car il ne faut pas qu'on l'ignore, si nous ne savons pas exécuter avec ensemble et célérité les mesures salutaires dictées par l'expérience et la raison, les plus mauvais jours ne sont pas passés et il faut nous attendre aux plus douloureuses épreuves. Il est en effet facile de comprendre que du sol recouvert de débris organiques en décomposition, des parties basses momentanément transformées en véritables marais, vont s'exhaler sur une surface immense et avec une activité malheureusement favorisée par les chaleurs de la saison, des émanations dangereuses dont les fâcheux effets ne sont que trop connus et trop certains. C'est dans de pareilles conditions que se développent des maladies graves dont quelques-unes peuvent devenir épidémiques et compromettre la santé et la vie de l'homme et des animaux. Celles qu'on observe le plus souvent sont les fièvres intermittentes ou continues, les diarrhées rebelles et la dyssenterie. Nous le répétons encore, tous ces malheurs peuvent être évités, mais à la condition de ne pas perdre un temps précieux et d'agir immédiatement et sans délai. Le péril est réel, sérieux, imminent, et, il ne faut pas l'oublier, les maux dont il s'agit sont toujours plus faciles à prévenir qu'à combattre avec avantage. A l'œuvre donc sur tous les points, que chacun fasse son devoir, et les conseils ni les secours ne manqueront à personne.

I.

Habiter les appartements inondés avant leur parfait assainissement est une grave imprudence ; il est surtout très-dangereux d'y coucher. L'assainissement des habitations consiste 1º à enlever les débris de toute nature, le limon et les immondices quelconques qui ont pu y pénétrer avec les eaux : 2º à laver à plusieurs reprises le sol, les murs, les boiseries, les parquets et les plafonds à l'eau pure, à l'eau de chaux et même à l'eau chlorurée, si l'odeur de vase tarde à se dissiper ; 3º à favoriser la ventilation, l'aération et l'insolation en ouvrant largement les portes et les fenêtres et en allumant du feu dans la cheminée ou dans un poële ; 4º à égoutter et à dessécher le sol, ce qu'on peut opérer rapidement au moyen d'une rigole de 30 à 50 centimètres de profondeur, creusée autour et au dehors de la maison ou même sur un des côtés, s'il n'est pas possible de faire mieux. Ce moyen est surtout applicable à la campagne. Si l'on peut se procurer du sable sec ou du charbon de bois en poudre, on en étendra sur le sol une couche de 4 à 5 centimètres d'épaisseur qu'on pourra renouveler quand elle sera humide ; 5º à blanchir en entier à la chaux récemment éteinte les appartements inondés.

Il serait à désirer qu'on pût gratter, piquer et enduire les parties submergées ou restées humides des murs ou des cloisons. Il est toujours utile et souvent indispensable de laver les murs extérieurement pour enlever les matières limoneuses qui s'imprègnent, séjournent et se décomposent dans les inégalités et dans les dégradations des enduits.

II.

Les bois de lit, les armoires, les placards et tous les meubles atteints par l'eau devront être lavés avec soin à l'eau propre et même à l'eau chlorurée s'ils ont mauvaise odeur ; ils seront exposés à l'air si cela est possible et largement ouverts. On se gardera bien d'y placer du linge et des vêtements avant leur complet assèchement. Il est à peine utile de recommander de laver le linge, les vêtements, les rideaux et les objets de literie submergés, avant d'en faire usage. Si les paillasses et les matelas en filasse, en guinche et en balle d'avoine ont séjourné dans l'eau, il faut laver l'enveloppe et la remplir avec des matières neuves et sèches. Le crin, la laine et la plume, après avoir été bien lavés et bien séchés, pourront être employés de nouveau, sans inconvénient, à la confection des couettes et des matelas.

III.

Les habitations des animaux seront assainies par les moyens que nous venons de conseiller pour celles des hommes; mais il faut de plus et avant tout, enlever les fumiers des étables, et laver à grande eau le sol, les murs, les mangeoires, les râteliers, etc. Si les étables et écuries ne sont pas pavées, il sera très-utile d'enlever 15 à 20 centimètres du sol pour le remplacer par du sable sec ou de la terre, qu'on ôterait plus tard quand ils seraient imprégnés de purin, et qu'on pourrait ensuite mêler au fumier. Le sol et les murailles seront passés au lait de chaux. Si le temps le permet, on devra, autant que possible, laisser les animaux hors de l'étable pendant le jour.

IV.

Si des cadavres humains ou des corps d'animaux en décomposition avaient séjourné dans les maisons ou dans les étables, il serait indispensable d'ajouter aux moyens précédents des lavages souvent répétés à l'eau chlorurée; et si toute odeur putride ne disparaissait pas, il faudrait faire une ou deux fumigations désinfectantes. Une fumigation facile à faire est celle qu'on prépare avec l'eau chlorurée et l'acide sulfurique (huile de vitriol) mêlé à vingt fois son volume d'eau. Trois ou quatre litres d'eau chlorurée, mêlée avec un demi-verre d'huile de vitriol, préalablement étendu de dix verrées d'eau, suffiront pour désinfecter un appartement de grandeur moyenne. Pendant que le gaz désinfectant se dégage, il faut fermer toutes les ouvertures et ne pas rester dans l'habitation; au bout de deux à trois heures, on ouvre pour ventiler et chasser l'excès de gaz ; une heure plus tard on peut rentrer pour continuer les lavages et le nettoiement. L'eau chlorurée se prépare en délayant un kilog. de chlorure de chaux solide dans dix litres ou dix kilog. d'eau.

V.

L'enlèvement des boues et immondices, des matières végétales et animales, doit se faire dans les rues inondées des villes, bourgs et villages, avec promptitude et régularité. A la campagne, il faut éloigner la boue et les fumiers des maisons. Les cadavres des animaux, poissons, reptiles, etc., seront enfouis avec soin assez profondément et, autant que possible, recouverts de chaux vive. On se gardera de faire cet enfouissement près des habitations, des étables, des puits et des fontaines.

VI.

Les mesures les plus importantes peut-être, sont celles qui se rapportent à l'assainissement du sol. Il faut d'abord à tout prix se débarrasser des eaux stagnantes, par tous les moyens propres à en faciliter l'épuisement, l'absorption et l'écoulement rapides. Il faut ensuite, et *aussitôt que cela est possible*, enlever les récoltes avariées, soit en les coupant, soit en les arrachant, et prendre immédiatement un parti à leur égard. Les propriétaires et les cultivateurs doivent être avertis que ces matières végétales altérées peuvent devenir la source de maladies graves pour les hommes et pour les animaux : *c'est là qu'est le danger*. Ils devront, dans leur propre intérêt, ne pas hésiter à suivre les conseils qui leur seront donnés sur ce point par les personnes compétentes. Il serait impossible de rien prescrire d'absolu en pareille matière. On peut dire seulement d'une manière générale que les plantes potagères et fourragères, les herbes et cultures peu élevées, en état de décomposition, devront être enfouies avec soin. Les lins, bien qu'ils ne soient pas parvenus à leur maturité, pourraient peut-être néanmoins être utilisés en partie ; les froments, les seigles, les orges, les avoines et les foins peu avariés, pourront presque toujours être employés comme litière, après avoir été parfaitement séchés. Les foins et les fourrages que leur bonne apparence permettra de conserver pour l'alimentation des animaux, ne devront leur être présentés qu'après le plus sévère examen ; on aura soin de les bien secouer préalablement, pour en détacher la vase desséchée, et de les arroser ensuite avec de l'eau salée. La quantité de sel qu'on peut administrer par jour aux animaux est de 30 à 40 grammes pour le gros bétail, et de 4 à 5 pour les autres. Les cultivateurs comprendront certainement avec quelle prudence extrême ils doivent procéder quand il s'agit de faire consommer à des animaux des fourrages avariés qui pourraient déterminer chez eux des maladies, et ajouter de nouvelles pertes à celles déjà si lourdes qu'ils viennent d'éprouver. Quant aux foins et aux fourrages en voie de décomposition, ils devront être enlevés et brûlés immédiatement. Dans aucun cas ils ne devront être jetés à la rivière, dont ils pourraient corrompre les eaux. Si l'enfouissement de certaines récoltes volumineuses devenait un obstacle à la culture immédiate du sol, il conviendrait alors de les brûler.

VII.

L'herbe des cimetières inondés devra être coupée immédiatement et brûlée sur place. Si le sol a été labouré par les eaux et s'il existe des excavations, il faudra les remplir avec de la terre neuve ou du sable. Les cadavres ou débris humains qui auraient été déplacés et amenés sur le sol ou trop près de sa surface, devront être aussitôt déposés dans des tombes nouvelles. Pour tous les travaux à exécuter dans les cimetières, on évitera avec soin de remuer inutilement la terre, et il sera nécessaire de faire usage de la solution de chlorure de chaux dont on arrosera largement le sol.

VIII.

Les habitants des pays inondés, les cultivateurs et les ouvriers appelés à faire des travaux d'assainissement et à remuer la terre encore humide, doivent prendre certaines précautions qui peuvent se résumer dans la prescription suivante :

Sé vêtir de manière à ne pas éprouver de refroidissement, éviter l'intempérance et les excès de toute espèce;

Ne pas parcourir sans nécessité les lieux inondés ou humides, pendant la nuit;

Ne pas commencer le travail avant le lever du soleil, et le terminer avant son coucher;

Préserver les pieds du contact des terres humides par de fortes chaussures ou des sabots;

Ne pas se mettre sous le vent, se coucher ou s'asseoir sur la terre humide dans les moments de repos;

Pour l'alimentation, préférer la viande, les œufs, les légumes frais, quand on pourra s'en procurer; faire un usage très-modéré des fruits et du lait cru;

Avant le travail, manger le matin un morceau de pain et boire un peu de vin ou un petit verre d'eau-de-vie; un peu de café noir, de vin d'absinthe, ou à défaut, un verre de bière ou d'une boisson amère et fermentée, seraient également d'un bon usage;

Il serait avantageux de prendre chaque jour quelques verres d'une boisson amère préparée en faisant infuser 8 grammes de houblon dans un litre d'eau bouillante.

IX.

Avant de faire usage des œufs qui ont séjourné sous l'eau, il importe de s'assurer s'ils ne sont pas gâtés. Les légumes immergés doivent être aussi scrupuleusement examinés; leur apparence extérieure est quelquefois trompeuse, et il arrive souvent qu'ils présentent à l'intérieur des traces non équivoques d'altération. Les mêmes observations s'appliquent aux beurres, aux graisses et surtout aux charniers ; il faut visiter avec soin chaque morceau de lard, et, s'il n'a pas mauvaise odeur, le couvrir immédiatement d'une forte saumure.

Commissaires : MM. OUVRARD, COIQUAUD, CADOT, BIGOT.

DAVIERS, *Rapporteur.*

Cette instruction a été adoptée par le Conseil dans la séance du 16 juin 1856 : il a en outre été décidé que chacun des membres se chargerait de diriger l'application des mesures de salubrité dans les communes inondées, avec le concours des médecins et des autorités locales. A cet effet, il a été fait une répartition des trente et une communes inondées entre les douze membres du Conseil d'hygiène.

Voici le tableau arrêté par la Commission :

	MM.	MM.
Angers.	Cadot.	
Ponts-de-Cé.	Vétault.	} Ouvrard.
Saint-Jean-de-la-Croix.	Boutillier.	
Murs.		
Denée.	} De la Tourette jeune.	Mirault.
Mozé.		

Rochefort.	La Tourette.	} Daviers.
Chalonnes.	Jouin.	
Saint-Georges-sur-Loire,	La Tourette et Meslier.	
Trelazé.	Menuau.	} Negrier.
La Daguenière.	Martineau,	
Saint-Germain-des-Prés.	Meslier fils.	} G. Lachèse.
Champtocé.	Mâreau.	
Ingrandes.	Mâreau fils.	
Brain-sur-l'Authion.	} Neveu.	E. Laroche.
Andard.		
Bouchemaine.	} Mame.	} Bigot.
Behuard.		
Savennières.		
La Possonnière.	Goubault.	
Saint-Rémy-la-Varenne.	} Lecacheur.	Gicquel.
Gohier.		
Blaison.		
Saint-Sulpice.	} Reullié.	Orsel.
Saint-Saturnin.		
Saint-Jean-des-Mauvrets.		
Juigné.		
Saint-Mathurin.	Tertrais.	} Coiquaud.
La Bohalle.	Martineau.	
La Menitré.	Geneteau.	
Sainte-Gemmes.	Billod.	A. Lachèse.

Chauffage et ventilation de la prison cellulaire d'Angers.

M. le Ministre de l'Intérieur, désirant réduire les frais de chauffage de la prison cellulaire d'Angers, a invité M. le Préfet à faire examiner s'il est réellement indispensable de ventiler cette prison au moyen de la cheminée d'appel et par un feu continu des calorifères pendant tout le cours de l'année.

M. le Préfet, par lettre du 29 novembre dernier, a soumis cette question au Conseil départemental d'hygiène publique et l'a invité à visiter la prison, à lui adresser le plus tôt possible un procès-verbal de cet examen et à lui indiquer les époques de l'année où la ventilation pourrait être supprimée sans inconvénient dans le cas où la chose serait jugée possible.

En conséquence, MM. Bigot, vice-président, Laroche père, Laroche Edouard, Mirault, Daviers et Coiquaud, désignés à cet effet par le Conseil dans la séance du 29 novembre, se sont rendus le lendemain à midi à la prison cellulaire, où ils ont trouvé M. l'architecte du département et M. le médecin des prisons, qui ont bien voulu les accompagner dans leur visite des lieux et leur donner tous les renseignements qui pouvaient leur être utiles.

Les membres du Conseil, dénommés ci-dessus, ont reconnu ou appris ce qui suit.

La partie de la prison départementale destinée au logement des prisonniers se compose de trois galeries, de chaque côté desquelles sont disposés trois étages de cellules. Les trois galeries viennent se réunir à un même point central.

Le système de chauffage consiste en quatre calorifères établis dans les soubassements : l'un, dit central, sert à chauffer les galeries et la partie du bâtiment occupée par l'administration ; chacun des trois autres sert spécialement à chauffer les cellules de chacune des galeries.

La ventilation a lieu par le système d'appel ; une cheminée s'élevant du soubassement au comble et ayant son foyer particulier, sert à déterminer un courant aspirateur communiquant avec chaque cellule. Dans le but d'activer le courant, la fumée du calorifère a été amenée dans la cheminée d'appel ; mais la ventilation fonctionne également lorsque les calorifères ne sont pas allumés.

La bouche du conduit qui communique à la cheminée d'appel, celle par laquelle doit sortir l'air vicié de la cellule, est placée du côté gauche, sous le siége d'aisance, près le plancher et près de la galerie de service. La bouche du conduit qui amène l'air nouveau est placée du côté droit, à environ 2^m30 au-dessus du plancher, dans le mur commun à la cellule et à cette même galerie.

D'après des expériences faites avec soin le volume d'air renouvelé dans chaque cellule à l'aide de la ventilation est de 15 à 16 mètres cubes par heure ; l'air fourni est chaud ou froid à volonté.

Chaque cellule est éclairée par une large fenêtre placée vis à vis la porte et qui peut s'ouvrir de 0,30 à 0,35 à la partie supérieure près du plafond ; la capacité est de 24 mètres cubes ; le prisonnier y séjourne 23 heures sur 24.

Considérant d'après ce qui précède :

Que le feu du calorifère n'est pas nécessaire pour faire fonctionner la cheminée d'appel, que par conséquent le chauffage est distinct de la ventilation ;

Que la quantité d'air nécessaire par heure à un homme pour qu'il soit placé dans de bonnes conditions hygiéniques et qu'il n'éprouve aucune gêne dans la respiration, n'est pas encore bien déterminée, mais qu'il est certain que cette quantité ne peut descendre au-dessous de 6 à 8 mètres cubes ; qu'elle a été portée pour quelques-uns jusqu'à 24 mètres ; que la ventilation de l'ancienne chambre des députés avait été calculée pour fournir à l'heure 20 mètres cubes par personne ; que dans certains hôpitaux de Paris elle donne 80 et même 110 mètres cubes ; que l'on ne peut dès lors regarder comme trop considérable l'effet produit par la cheminée d'appel de la prison d'Angers, d'autant plus que les bouches d'introduction et de sortie de l'air sont disposées de telle sorte que le renouvellement de l'air est très-difficile, parce qu'il s'établit seulement un courant transversal à l'une des extrémités de la cellule du côté de la galerie ;

Que la ventilation ne peut être supprimée sans être

remplacée par un aérage ordinaire ; que cet aérage ne peut être obtenu qu'en ouvrant dans chaque cellule en même temps la fenêtre et la porte ou au moins le guichet pratiqué dans cette porte ; que cette disposition n'est jamais possible la nuit et qu'elle ne peut l'être pendant le jour que par moments, à des époques qu'il est impossible de préciser, qu'on peut seulement indiquer la température qui permettrait d'employer ce moyen d'aérage ;

La Commission est d'avis :

Que la question telle qu'elle est posée par M. le Ministre de l'Intérieur doit être résolue négativement, puisque le feu des calorifères n'est pas nécessaire pour la ventilation ;

Qu'il est indispensable que le système de ventilation fonctionne sans interruption tous les jours et surtout toutes les nuits ;

Que l'on pourra cependant, lorsque la saison le permettra, essayer de remplacer, pendant le jour, la ventilation par l'aérage ; que cet essai ne devra être tenté que dans un moment où la température extérieure sera au moins de 10 degrés à 8 heures du matin, et en arrêtant la ventilation au plus depuis 7 heures du matin jusqu'à 7 heures du soir.

Commissaires : MM. BIGOT, LAROCHE, LAROCHE (Edouard), DAVIERS, MIRAULT.

COIQUAUD, *Rapporteur.*

Adopté le 1er décembre 1856.

Fonderie de suif aux cretons.

A la date du 25 mai dernier, M. Laumonier-Granry, épicier à Brissac, s'adresse à M. le Préfet pour être autorisé à établir une fonderie de suif aux cretons dans un terrain à lui appartenant et situé commune de Saint-Saturnin.

Le procès-verbal d'enquête constate qu'aucun habitant n'est venu s'inscrire pour ou contre l'autorisation demandée, et M. le Maire de Saint-Saturnin donne un avis favorable à la demande du pétitionnaire.

Le plan des lieux, approuvé le 21 mai, établit que l'atelier projeté devra être construit entre le chemin vicinal n° 5, qui conduit de Saint-Lambert-du-Lattay à Mozé, et le chemin d'exploitation de l'étang de Brissac, à un point désigné par la lettre A et qui s'appuie sur le premier chemin.

L'inspection du plan, la visite sur les lieux démontrent en outre qu'il n'existe aucune habitation dans un rayon de 200 mètres environ.

L'état des lieux prouve donc que M. Laumonier-Granry remplit l'une des principales conditions imposées par les décrets et ordonnances qui rangent dans la première classe des établissements insalubres, incommodes ou dangereux et par conséquent devant être éloignés des habitations, ce genre d'industrie, à cause du danger du feu et de l'odeur désagréable qui se répand pendant la fonte des suifs à feu nu, dite fonte aux cretons. Cette odeur, due en partie aux produits pyrogénés qui se forment pendant l'élévation de température à laquelle les suifs sont soumis vers la fin de la fonte, peut encore s'augmenter de celle si repoussante qu'exhalent les suifs en branches qui s'altèrent si facilement pendant les chaleurs de l'été. M. Laumonier déclare que l'atelier où doit s'opérer la fonte du suif doit avoir $4^{m},80$ environ sur toutes les faces; la chaudière appliquée sur un fourneau convenablement établi, peut contenir de 400 à 500 kil. de suif, et la fumée de ce fourneau, ainsi que la flamme du foyer, après avoir circulé deux à trois fois autour de la chaudière, devront se rendre dans une cheminée suffisamment élevée au-dessus du toit de l'atelier.

En outre de ces dispositions qui paraissent convenablement établies, il sera nécessaire, comme complément et comme sûreté, et aussi dans l'intérêt des personnes attachées à cet atelier, que le fourneau soit surmonté d'une hotte dont l'extrémité supérieure, terminée par un tuyau, se rendra à une hauteur convenable dans la cheminée elle-même, de manière qu'à l'aide d'une ventilation suffisante, toutes les vapeurs de la chaudière puissent se répandre dans l'air par cette voie et rendre l'atelier plus salubre.

Par les mêmes motifs, les suifs en branches qui

ne doivent pas être employés dans les vingt-quatre heures devront être déposés dans un magasin disposé à cet effet et parfaitement aéré.

Le Conseil propose donc que M. Laumonier soit autorisé à établir une fonderie de suifs aux cretons dans le terrain qui lui appartient, aux conditions suivantes :

1° L'atelier où doit s'opérer la fonte du suif, la chaudière et le fourneau qui doivent servir à cette opération, seront construits ainsi qu'il vient d'être dit et ainsi que M. Laumonier en a pris l'engagement.

2° Le fourneau sera surmonté d'une hotte le recouvrant en entier et terminée par un tuyau qui se rendra dans la cheminée, de manière qu'à l'aide d'une ventilation suffisante, toutes les vapeurs de la chaudière puissent se répandre dans l'air par la cheminée, dont l'élévation au-dessus du toit sera au moins de 4 mètres.

3° Il sera construit un magasin suffisamment aéré pour le dépôt des suifs en branches qui ne seront pas employés dans les vingt-quatre heures.

Commissaires : MM. Daviers, Orsel.

Cadot, *Rapporteur*.

Adopté le 1ᵉʳ décembre 1856.

Dépôt de cuirs et de peaux en poil.

———

Les sieurs Salomon et Cie demandent l'autorisation d'établir un dépôt de cuirs et peaux en poil, rue du Faubourg-Saint-Michel, n° 107.

La Commission s'est transportée deux fois dans les magasins de MM. Salomon; elle s'est assurée de l'exactitude du plan joint à la demande et de la bonne exposition de ce magasin soumis à de nombreux et vifs courants d'air. Elle s'est de plus assurée que les peaux sont entassées sur un plancher qui les préserve de l'humidité du sol. Si en entrant dans le magasin l'odorat est blessé par l'odeur du cuir qui s'échappe des peaux en poil ou sèches, il faut reconnaître aussi que cette odeur ne porte avec elle aucune trace d'odeur de putréfaction, et que cinq minutes après être entré dans le magasin on a presque oublié cette odeur; en dehors du magasin on ne la sent pas. M. Salomon déclare qu'il ne reçoit ses peaux que salées et quelquefois salées depuis trois ou quatre mois, mais jamais depuis moins d'un mois. Par cette sage précaution, les peaux sont préservées de la putréfaction et elles ne peuvent nuire en rien à la santé publique.

M. Salomon fait subir à ses peaux, en été, l'épous-setage pour en chasser la poussière et les mites ; cette opération se fait dans le magasin; la poussière s'attache au plancher et sur le carrelage. On peut conserver des peaux ainsi salées trois à quatre ans sans qu'elles s'altèrent en aucune manière.

Il n'y a pas à craindre que MM. Salomon reçoivent des peaux vertes ou molles, parce qu'ils les vendent au poids et qu'elles leur arrivent de Phalsbourg, ce qui garantit le double intérêt de l'acheteur et du vendeur.

Relativement aux industries de la 2e classe, la loi ne parle pas des peaux ainsi traitées, elle ne classe que les peaux vertes, c'est-à-dire celles qui n'ont reçu aucune préparation. C'est vraisemblablement par une fausse interprétation de cet article que M. le Maire a pu se déterminer à repousser la demande du sieur Salomon ; la Commission regrette vivement de ne pouvoir adopter les conclusions de l'Administration municipale, et il n'y a que le désir de concilier les intérêts de la science hygiénique avec ceux de l'industrie qui puisse la porter à en prendre de contraires.

Commissaires : MM. CADOT, GICQUEL.

OUVRARD, *Rapporteur.*

Adopté le 15 janvier 1857.

Atelier d'équarrissage et fabrique d'engrais.

Le sieur Bodard demande l'autorisation d'établir un atelier d'équarrissage et une fabrique d'engrais au haut d'un pré portant au plan cadastral le n° 205 *bis*, et appartenant au sieur Branchereau, propriétaire, en outre de la maison dite Maison-Neuve, situés l'un et l'autre dans la commune de Nyoiseau, arrondissement de Segré.

Le plan des lieux établit que la Maison-Neuve, appartenant au sieur Branchereau, est située à 300 mètres de l'atelier, qui se trouve distant lui-même de 150 mètres de la route de Pouancé à Segré et de 3 kil. de cette dernière ville.

La demande en autorisation faite par M. Bodard n'indiquant pas les moyens qu'il doit employer pour exercer son industrie, la Commission a cru devoir lui adresser diverses questions pour être renseignée à cet égard.

L'enquête voulue par la loi, l'avis du Conseil municipal et de M. le Maire de Nyoiseau sont favorables à la demande du pétitionnaire. Ce n'est que plus tard et après la clôture du procès-verbal d'enquête, que

M. Rousseau, riche propriétaire, est venu s'opposer
à l'atelier projeté. Il s'appuie, pour justifier sa déclaration, sur ce que cinq de ses fermes, habitées par
quarante-six personnes et renfermant cent quarante
animaux de toute sorte, ne sont distantes de l'usine
projetée que de 5 à 600 mètres ; qu'en outre 15 hectares de terre dépendant de ces fermes se trouvent
tellement rapprochées du pré où doit se construire le
clos d'équarrissage, qu'il est impossible, suivant lui,
que les émanations qui se dégagent de ce genre d'é-
tablissement ne viennent pas nuire aux personnes et
aux animaux, et empêcher le pacage de ces derniers.

Le Conseil d'hygiène de l'arrondissement, consulté
par M. le Sous-Préfet, déclare que, par suite du voisinage des fermes habitées et placées généralement
au sud, les émanations qui s'échappent d'un pareil
foyer sont de nature à déterminer des accidents réels
sur les habitants de ces fermes, et il insiste pour que
cet établissement soit formé dans un endroit positivement écarté de toute habitation *au moins d'un kilomètre.*

Nonobstant ces oppositions, M. le Sous-Préfet, par
un arrêté en date du 27 août, autorise la demande
du sieur Bodard en s'appuyant sur les avantages « que
« peut procurer à l'agriculture un tel établissement
« placé à 300 mètres de l'habitation la plus rappro-
« chée ; qu'au reste il ne peut tout au plus présenter
« dans le lieu indiqué qu'une incommodité pour les
« propriétaires des lieux environnants et non le dan-
« ger de l'insalubrité, et que cette incommodité, qui

« ne pourra jamais être générale, ne peut faire pré-
« valoir une opinion contraire à la formation d'un
« atelier qui peut procurer au pays par des prépara-
« tions d'engrais animalisés, des avantages incontes-
« tables pour le développement de l'agriculture. »

Enfin le Conseil de Préfecture de Maine-et-Loire, auquel toutes les pièces du dossier ont été envoyées, donne à la date du 16 octobre dernier un avis favorable à la demande du sieur Bodard, avis motivé sur les mêmes considérants.

Par une lettre en date du 12 février, en réponse aux questions que M. le Préfet a bien voulu transmettre au nom du Comité d'hygiène, M. Bodard déclare que son atelier d'équarrissage se compose : 1º d'un assez grand corps de bâtiment partagé par une cloison en deux appartements, dont l'un servira d'abattoir et l'autre de *bouillerie* pour extraire les graisses et huiles des chairs et le désossement des animaux; 2º d'un grand appentis destiné à mettre les engrais à l'abri des injures du temps. Le tout ceinturé d'une palissade ou d'un mur assez haut, surtout dans la partie du pré où doit se former ledit établissement; les autres parties étant déjà closes par de grands fossés ou de fortes haies, buissons plantés d'arbres de différentes espèces.

Les pièces du dossier, l'état des lieux indiqués au plan, les renseignements quoiqu'imparfaits sur les moyens que compte employer M. Bodard pour exercer son industrie, permettent, en se reportant aux décrets et ordonnances concernant ce genre d'industrie, de motiver l'avis du Conseil d'hygiène.

La Commission pense donc que si les établissements d'équarrissage et les fabriques d'engrais sont toujours placés dans la première classe des établissements insalubres, la distance à laquelle l'atelier du sieur Bodard sera placé des habitations voisines (300, 500 ou 600 mètres, lorsque les règlements indiquent 150 mètres comme suffisant pour l'éloignement des ateliers d'équarrissage de toute habitation), peut permettre à l'autorité de donner au sieur Bodard l'autorisation d'exercer son industrie dans le lieu désigné au plan sous le nº 295 *bis*, aux clauses et conditions suivantes, qui sont impératives :

1º L'atelier d'équarrissage et les pièces qui doivent en dépendre soit pour la cuisson des chairs, soit pour la formation des engrais animalisés, seront entourés d'un mur d'enceinte en pierre enduit à la chaux et dont la hauteur sera de 2m 25 à 2m 50. La séparation des pièces aura lieu au moyen de murs de refend enduits de chaux et non par des cloisons en planches ou palissades. Le sol sera pavé à la cendre de chaux.

2º Le sang des animaux abattus coulera sur un plan incliné garni de bitume ou de cendre de chaux ; il sera reçu dans un tonneau à part s'il doit être desséché pour être mêlé aux engrais, ou dirigé au moyen d'un conduit dans les fosses destinées à le recevoir pour être mêlé aux tourbes ou terres qui doivent former l'engrais.

3º Tous les liquides animaux, toutes les eaux de lavage chargées de matières animales, seront également reçues dans les fosses pour être mêlées aux tourbes ou terres.

4° Les eaux de lavage peu chargées de matières animalisées, mais qui cependant par leur décomposition pourraient être une cause d'insalubrité, seront, au moyen d'un canal, dirigées hors de l'enceinte de l'atelier pour être absorbées dans des puisards destinés à cet effet, à moins que leur écoulement par le ruisseau désigné au plan puisse s'efféctuer sans inconvénient.

5° La cuisson des chairs se fera en vases clos et dans les vingt-quatre heures de l'abattage. Les chairs cuites seront divisées et placées dans les fosses où doit se former l'engrais, ou bien desséchées pour l'usage extérieur. Les fosses seront en nombre proportionnel au nombre des animaux abattus; leurs grandeur, profondeur seront déterminées par la même cause, elles seront construites en maçonnerie et hermétiquement fermées, soit par des planches placées l'une à côté de l'autre et se joignant parfaitement, ou mieux encore par des voûtes en pierre. Les chairs soumises ou non à la cuisson, après avoir été divisées, seront placées dans les fosses par couches alternatives avec de la tourbe ou de la terre, de manière à se terminer par une couche de tourbe assez épaisse pour empêcher au dehors le dégagement des gaz odorants.

6° Aucune des opérations de l'équarrissage ne se fera en dehors des murs d'enceinte; ces murs seront recouverts par la toiture, disposée de manière à permettre l'accès et le renouvellement de l'air.

7º Le transport et le dépôt des animaux morts, des chairs dépecées, des matières organiques quelconques, ne seront permis que dans l'atelier d'équarrissage et ils seront, après avoir été ou non soumis à la cuisson, disposés par couches dans les fosses destinées à la formation de l'engrais.

8º Toute accumulation de résidus, d'os frais et autres issues animales dans l'établissement est sévèrement interdite.

9° L'atelier sera tenu avec la plus grande propreté, et des lavages fréquents serviront à l'assainir.

10º M. Bodard n'ayant pas fait connaître les procédés qu'il doit employer pour la formation de l'engrais animalisé, il ne pourra sous aucun prétexte s'écarter des conditions prescrites sans avoir dans un délai convenable soumis à l'autorité ceux des procédés qu'il pourra employer.

Commissaires : MM. MIRAULT, COIQUAUD.

CADOT, *Rapporteur.*

Adopté le 25 février 1857.

Atelier d'équarrissage et fabrique d'engrais.

Le sieur Rethoré désire établir dans un champ qui lui appartient, situé commune de Chemillé et désigné au cadastre sous le n° 669, section C, un atelier d'équarrissage et une fabrique d'engrais. Il déclare qu'il a l'intention d'établir sur ce lieu neuf fosses renfermées de murs, voûtées en pierre et recouvertes en terre. Ces fosses auront chacune 2 mètres de longueur et autant de largeur, et 2 mètres de hauteur; elles seront encavées d'un mètre et le tout sera ensuite renfermé d'un mur d'enceinte en pierre. L'énoncé de cette demande peut déjà servir à résoudre la question qui en résulte, puisqu'elle établit le mode employé par M. Rethoré pour la fabrication de son engrais.

De l'enquête ordonnée par M. le Sous-Préfet de Beaupreau il résulte que 28 opposants contre 14 adhérents sont venus déclarer que l'atelier projeté nuisait à la fois, selon les uns, à des intérêts publics et privés, et selon les autres ne présentait aucun inconvénient et pouvait au contraire rendre service à l'agriculture. En effet, l'examen détaillé de ces pièces prouve que les oppositions sont en général basées sur l'insalubrité de ce genre d'industrie, trop voisin selon elles de l'hospice, de la salle d'asile et de quelques habitations.

A l'appui de ces oppositions et venant en quelque sorte les consacrer, le Conseil municipal de Chemillé a donné son avis relativement aux oppositions contenues au procès-verbal de l'enquête, et après avoir voté par bulletins secrets, a pris à la majorité de dix voix contre quatre la résolution suivante :

« Considérant que l'établissement projeté est situé « trop près de la ville pour que les mauvaises odeurs « n'y arrivent pas souvent, d'autant plus qu'aucun « obstacle n'existe pour les arrêter;

« Que cet établissement est très-rapproché de quel- « ques habitations éparses et de deux chemins d'ex- « ploitation importants ;

« Que l'hôpital, la salle d'asile, l'aumônerie ainsi « que le quartier Saint-Gilles ne pourraient se sous- « traire à l'influence délétère des exhalaisons dudit « établissement;

« Par ces motifs, le Conseil municipal approuve « les oppositions contenues au procès-verbal d'en- « quête et s'oppose à l'établissement d'équarrissage « projeté par le sieur Rethoré. »

En présence de conclusions aussi formelles, M. le Sous-Préfet de Beaupreau crut devoir convoquer le Conseil d'hygiène de l'arrondissement, et le 7 janvier le Conseil, réuni sous sa présidence, a pris les con- clusions suivantes :

« Le Conseil, après avoir pris connaissance de la

« demande qui lui est soumise, du plan des lieux, du
« procès-verbal d'enquête, de la délibération du Con-
« seil municipal de Chemillé ;

« Considérant que l'établissement projeté ne se
« trouve placé qu'à une distance d'un kilomètre de la
« ville de Chemillé ;

« Que son voisinage nuirait à des établissements
« qui appellent toute la sollicitude publique, tels que
« l'hôpital communal, l'aumônerie, la salle d'asile ;
« que le Conseil municipal de Chemillé s'est prononcé
« à une grande majorité contre ledit établissement ;

« Le Conseil regrette que l'emplacement choisi
« pour cet établissement le mette dans la nécessité de
« se prononcer défavorablement à l'égard d'une de-
« mande dont il reconnaît l'avantage pour l'intérêt
« public. »

Par suite de ces différentes délibérations, M. le
Sous-Préfet, à la date du 8 janvier, déclare qu'il n'y
a pas lieu d'accueillir favorablement la demande du
sieur Rethoré.

Toutes les pièces, envoyées au Conseil de Préfecture, à Angers, ont donné lieu à une réunion du Conseil qui, dans sa séance du 24 janvier, reconnaît que
l'établissement d'équarrissage est situé à une *distance
considérable de toute habitation;* mais prenant en considération l'opinion du Conseil municipal et du Comité
d'hygiène de l'arrondissement de Beaupreau, est d'avis
qu'il y a lieu à refuser au sieur Rethoré l'autorisation
qu'il demande.

Enfin, à la date du 26 janvier, M. le Sous-Préfet

de Beaupreau fait parvenir à M. le Préfet une pétition nouvelle signée d'un grand nombre d'habitants très-favorables à l'établissement du sieur Rethoré, et parmi lesquels se trouvent quatre conseillers municipaux, un membre du Conseil d'hygiène et huit propriétaires. Dans la lettre qui accompagne cette lettre, M. le Sous-Préfet, d'après une lettre de M. le Maire de Chemillé, en date du 20 janvier, dans laquelle ce fonctionnaire exprime le vœu que le sieur Rethoré puisse commencer son établissement, persuadé que l'expérience seule pourra démontrer si l'atelier en question sera ou non nuisible à la santé publique, déclare qu'il semble à propos de suspendre toute décision relativement à cette affaire jusqu'à ce que l'expérience commencée décide des inconvénients ou de l'innocuité de l'établissement en question et permette au Conseil municipal de Chemillé d'émettre un nouvel avis avec connaissance de cause.

L'analyse de ces pièces prouvent que la véritable question, celle concernant l'examen des moyens que compte employer M. Rethoré pour la fabrication de l'engrais animalisé, n'a pas été étudiée, et cette omission explique l'hésitation de l'autorité locale à accueillir ou à rejeter la demande du pétitionnaire.

Il faut donc examiner si les procédés employés dans les ateliers d'équarrissage sont applicables à celui que veut établir M. Rethoré.

Les ateliers d'équarrissage, maintenus dans la première classe des établissements insalubres, à cause surtout de la puanteur que le défaut de soins et de propreté laissait souvent dégager de ces ateliers, ne sont cependant pas nuisibles à la santé, et les observations de M. Parent-Duchâtelet concernant la voirie de Montfaucon ont suffisamment prouvé que les ouvriers, leurs femmes et leurs enfants, qui vivent dans ce milieu souvent infect, ne sont exposés à aucun danger sous ce rapport.

Aujourd'hui à plus forte raison, que les sciences sont venues appliquer à cette industrie leurs progrès et leurs procédés, les causes qui pouvaient autrefois inquiéter les habitants voisins de ces ateliers n'existent plus. Aussi les Conseils de salubrité, tout en s'appuyant sur les principes posés dans les décrets et ordonnances qui règlent les matières, peuvent modifier ou ajouter aux moyens employés ceux que la science et l'expérience ont sanctionnés et en faire une application judicieuse, suivant l'importance des localités et le nombre d'animaux qui peuvent être abattus : c'est ainsi que le Conseil a été amené à choisir ceux des procédés qui par leur économie et leur sûreté pouvaient garantir à la fois tous les intérêts.

Ces procédés se modifient suivant l'importance des ateliers d'équarrissage, ainsi ceux employés dans les grandes villes peuvent différer de ceux qui, par économie, doivent être employés dans de petites localités. Pour les premiers, qui emploient une grande quantité d'animaux, il y a avantage à faire cuire les chairs par la vapeur ou dans des marmites hermétiquement fermées ; pour les seconds au contraire, la destruction des chairs s'opère par la fermentation dans des fosses disposées à cet effet et en mêlant par couches les chairs divisées à de la tourbe ou de la terre. Chacun de ces procédés considéré au point de vue de l'intérêt public, offre les mêmes garanties. Si la cuisson des chairs au moyen de la vapeur éloigne toute idée d'insalubrité, la décomposition dans des fosses fermées ne présente pas non plus d'inconvénients. En effet, les produits de la décomposition des matières animales, soumises ou non à la coction, ceux qui forment ce qu'on appelle les gaz puants, volatiles, sont en grande partie transformés en matières ammoniacales fixes par les sels calcaires, magnésiens ou argileux que renferment les tourbes ou les terres, et si une petite quantité de ces gaz vient à échapper à cette transformation, tamisée en quelque sorte au travers de la dernière couche de tourbe qui termine cette espèce de stratification, la matière animale qui les rend odorants, arrêtée dans ce passage, fait presque complétement disparaître cette cause odorante et désagréable.

Interprètes de ces faits, les règlements n'imposent aujourd'hui aux ateliers d'équarrissage, que l'on peut considérer comme des abattoirs, que d'être distants de 150 mètres de toute habitation. Celui projeté par M. Rethoré se trouve éloigné de la ferme des Coteaux de 460 mètres, de celle de M. Tijou de 600 mètres, et à la même distance se trouvent l'hôpital et l'asile.

Mais la distance de 150 mètres, suffisante pour les ateliers d'équarrissage, l'est-elle également pour la fabrication des engrais?... Ce qui vient d'être exposé plus haut nous permet de répondre par l'affirmative.

Le Conseil pense donc que M. le Préfet doit autoriser l'atelier du sieur Rethoré aux conditions suivantes, qui seront impératives :

1º L'atelier d'équarrissage, les fosses où se forme l'engrais animalisé, seront entourés d'un mur d'enceinte en pierres enduit à la chaux et dont la hauteur sera de 2ᵐ25 à 2ᵐ50.

2º Pour le besoin des opérations et les autres exigences de cette industrie, les murs de refend qui pourront être construits le seront également en pierre et enduits de chaux. Le sol de l'atelier sera pavé à la cendre de chaux.

3º Le sang des animaux abattus coulera sur un plan incliné garni de bitume ou de cendre de chaux ; il sera reçu dans un tonneau à part s'il doit être desséché pour être mêlé aux engrais, ou dirigé au moyen d'un conduit dans les fosses destinées à le recevoir, pour être mêlé aux tourbes ou terres qui doivent former l'engrais.

4º Tous les liquides animaux, toutes les eaux de lavage chargées de matières animales, seront également reçues dans les fosses pour être mêlées aux tourbes ou terres.

5º Les eaux de lavage peu chargées de matières animalisées, mais qui cependant par leur décomposition pourraient être une cause d'insalubrité, seront, au moyen d'un canal, dirigées hors de l'enceinte de l'atelier pour être absorbées dans des puisards destinés à cet effet.

6° Aucune des opérations de l'équarrissage ne se fera en dehors des murs d'enceinte ; ces murs seront recouverts par la toiture, disposée de manière à permettre l'accès et le renouvellement de l'air.

7° Le transport et le dépôt des animaux morts, des chairs dépecées, des matières organiques quelconques, ne sera permis que dans l'atelier d'équarrissage, et ils seront, après avoir été ou non soumis à la cuisson, disposés par couches dans les fosses destinées à la formation de l'engrais.

Les fosses disposées par M. Rethoré recevront les débris animaux, les chairs, etc., par couches alternatives avec de la tourbe, de manière à se terminer par une couche de tourbe assez épaisse pour empêcher au-dessus le dégagement des gaz odorants.

8° Toute accumulation de résidus, d'os frais et autres issues animales dans l'établissement est sévèrement interdite.

9° L'atelier sera tenu avec la plus grande propreté et des lavages fréquents serviront à l'assainir ; il sera entouré de plantations qui purifient l'air et empêchent l'exhalaison au dehors de tout gaz méphitique.

10° L'autorité locale sera chargée de l'exécution des conditions imposées au pétitionnaire, et, en cas d'infraction, fera de suite son rapport à l'autorité supérieure.

Commissaires : MM. OUVRARD, ORSEL.

CADOT, *Rapporteur*.

Adopté le 25 février 1857.

Curage de l'étang de Gonnord.

Une délibération de la commune de Gonnord a signalé à M. le Préfet comme cause d'insalubrité publique l'état actuel de l'étang existant dans l'intérieur même du bourg, et lui a demandé l'autorisation de mettre les propriétaires de cet étang en demeure de le curer. M. le Préfet invite le Conseil à lui faire connaître si réellement le curage est assez nécessaire au point de vue de la salubrité publique pour qu'il puisse être imposé.

Ce qu'on appelle l'étang de Gonnord est aujourd'hui une mare de 8 à 10 ares, où l'eau n'est pas complétement dormante ; les sources qui l'alimentent ne tarissent jamais, quoique très-peu abondantes dans ce moment. A la suite de cette mare se trouvent des terrains qui ont dû anciennement faire partie de l'étang, qui sont aujourd'hui en prairies plus ou moins marécageuses, mais tous complétement couverts d'une active végétation. Dans ces terrains existent trois fossés : un central et deux de ceinture ; ces fossés sont complétement obstrués par des vases et des plantes de diverse nature ; celui du milieu est le lit du ruisseau qui est formé par la source principale.

L'étang est presque comblé par la vase que les grandes eaux d'hiver et les pluies d'orage y amènent chaque année ; l'eau cependant recouvre partout ce dépôt, mais à une faible hauteur, et on y voit l'empreinte des pieds des bestiaux qui viennent là se désaltérer.

L'état actuel des lieux ne peut être signalé comme compromettant d'une manière sérieuse la santé publique ; sans doute lorsque les bestiaux, et ils sont nombreux, viennent s'abreuver dans l'étang, ils troublent l'eau d'une manière fâcheuse et la vase remuée doit donner quelques exhalaisons malsaines ; sans doute aussi lorsque l'eau a été troublée et la vase délayée par les animaux premiers venus, ceux qui leur succèdent ne peuvent plus se désaltérer ou ne peuvent plus le faire sans quelque danger pour leur santé. Il serait donc à désirer que le curage de l'étang eût lieu, ainsi que celui des fossés qui y aboutissent ; le Conseil ne pense pas cependant qu'on puisse le prescrire par un arrêté préfectoral basé sur un motif de salubrité relatif à la santé des habitants.

Mais depuis ces renseignements donnés sur les lieux, il y a eu un procès entre la commune et les propriétaires de l'étang, et par suite de ce procès les propriétaires sont tenus de fournir à la commune un abreuvoir commode et convenable, et ils ont déjà plusieurs fois curé l'étang pour satisfaire à cette servitude. La délibération du Conseil municipal ne demande que l'autorisation de faire valoir le droit de la commune contre les propriétaires actuels, qui se refusent à faire ce qu'ont toujours fait leurs auteurs. La question posée ainsi, le Conseil pense que l'accumulation des vases dans l'étang, telle qu'elle existe aujourd'hui, donne parfaitement à la commune le droit de réclamer le curage, et qu'il y a lieu de l'autoriser à employer tous les moyens que de droit pour y contraindre ceux qui le doivent.

Commissaires : MM. CADOT.

COIQUAUD, *Rapporteur.*

Adopté le 10 août 1857.

Dépôt d'engrais.

————

M. le Maire d'Angers adresse au Conseil le dossier concernant des plaintes portées contre l'existence même des magasins d'engrais de M. Terrien, en l'invitant à se prononcer sur le classement définitif de l'usine fondée par ce fabricant.

Il résulte de l'examen des pièces concernant le dépôt d'engrais de M. Terrien que plusieurs habitants du boulevard de Laval se plaignent dans une pétition collective adressée à M. le Maire que par suite de la préparation du noir animalisé au moyen du sang provenant de l'abattoir et souvent en putréfaction, l'habitation des maisons voisines devient impossible. M. le commissaire du 3e arrondissement et le commissaire central de police, reconnaissant l'exactitude des plaintes faites par les pétitionnaires, proposent de supprimer ou de faire transporter l'établissement dans un endroit plus éloigné de la ville.

De son côté. M. Terrien, en réponse aux griefs qui lui sont imputés, invoque une pétition en sens contraire à celle des plaignants et le témoignage de la Commission du Comité de salubrité qui, lorsqu'elle fit la visite de l'établissement à la fin d'octobre 1856, reconnut en effet à cette époque que les noirs déposés dans les magasins n'avaient pas d'odeur assez prononcée pour être nuisible aux habitations voisines. Elle crut devoir, pour remplir la mission qu'elle avait acceptée, à savoir l'indication des causes d'altération de l'eau de la fontaine Saint-Nicolas et les moyens d'y remédier, demander quelques changements qui furent exécutés.

Toutefois le rapport mis en avant avait posé quelques réserves et fait pressentir les difficultés qui se présentent anjourd'hui, car il était dit dans l'exposé : « La partie du magasin qui sert de dépôt au noir « azoté par le sang a, suivant nous, l'inconvénient de « répandre parfois des odeurs fort désagréables et qui « pourraient devenir le sujet de plaintes de la part « des habitants des maisons voisines ; et pour obvier « à cet inconvénient, la Commission demande que « tous les noirs animalisés, que tous les engrais odo- « rants soient transportés sous un hangar placé à « l'extrémité opposée aux magasins actuels et que « ceux-ci soient réservés pour le dépôt des engrais « inodores en sac ou en tonneau. »

La Commission n'ayant pas à résoudre la question qui se présente aujourd'hui, n'avait donc point à formuler de plaintes contre l'industrie de M. Terrien; elle lui indiqua des moyens de précaution et lui donna dès conseils qu'il n'a peut-être pas suivis, surtout par rapport à la fabrication du noir animalisé.

C'est donc avec surprise qn'elle a vu ses actes en

quelque sorte censurés par l'un de MM. les Commissaires, qui dit expressément : « Il m'a paru étonnant,
« lorsque la Commission de salubrité s'est transportée
« chez M. Terrien et a reconnu que la fontaine Saint-
« Nicolas était infectée par le voisinage de cet éta-
« blissement, qu'elle n'ait pas conclu dans son rap-
« port qu'il fût supprimé de cet endroit. »

En présence d'allégations si différentes, la Commission a dû visiter les lieux et s'assurer par elle-même
de l'état actuel du dépôt de M. Terrien.

Elle a pu constater ainsi dès sa première visite que
tous les changements qu'elle avait demandés en 1856
avaient été exécutés, et que le dépôt d'engrais actuel
était dans le meilleur état. Aucune émanation putride,
insalubre ou même incommode ne s'exhale de ces
dépôts ; il fallait circuler autour d'eux pour s'aperce-
voir de l'odeur particulière à ces mélanges, odeur qui,
lorsqu'ils sont bien faits, ne peut se répandre que
dans un petit rayon autour des constructions qui la
renferment.

Les plaintes portées contre M. Terrien ne peuvent
donc atteindre le dépôt d'engrais, mais en se rendant
compte de la fabrication du noir animalisé par le sang,
fabrication qui depuis 1856 a pris une certaine importance, il est facile de s'assurer qu'elle seule a pu
donner lieu aux plaintes des pétitionnaires. Les termes
mêmes dont ils se servent l'indiquent suffisamment.

La fabrication du noir animalisé, placée dans la
1re classe des établissements insalubres par l'ordonnance de janvier 1837, est ainsi pratiquée par

M. Terrien : Il mêle à du noir d'os, dit noir vierge, du sang provenant de l'abattoir dans la proportion des 2/3 du premier contre 1/3 du second. Malheureusement le sang qui lui est livré dans des tonneaux bien fermés du reste, est souvent putréfié, et l'on conçoit parfaitement que malgré l'action désinfectante du charbon, cette action, par suite de la difficulté des mélanges en grand, ne soit jamais assez prompte pour que des émanations insalubres, surtout pendant les chaleurs de l'été, ne viennent à incommoder les habitants des maisons voisines. Mais quand ce premier mélange est terminé, toutes les causes d'insalubrité n'ont pas cessé, malgré la disparition presque entière de toute mauvaise odeur ; d'autres émanations succèdent, elles résultent de l'altération que subit la matière animale par suite de la fermentation qui ne tarde pas à s'établir, et si on vient à remuer ce mélange avant que cette fermentation soit entièrement terminée, l'odeur qui s'exhale devient alors insupportable. Il y a donc encore pendant ce travail intime des causes d'insalubrité qu'il faut éloigner, car le charbon, par suite de sa première action, a perdu la plus grande partie de son pouvoir désinfectant. Le meilleur moyen, suivant nous, est l'application de l'ordonnance de 1837, qui éloigne des villes la fabrication du noir animalisé. La question posée par M. le Maire en ces termes : « L'établissement de M. Terrien est-il dans la catégorie de ceux considérés comme dangereux, insalubres ou incommodes qui ne peuvent être maintenus et autorisés qu'après enquête, ou simplement

comme magasins d'engrais susceptibles de tolérance? »
se trouve donc résolue par l'ordonnance précitée.

Quant aux dépôts d'engrais qui, d'après la même
ordonnance, pourraient être rigoureusement placés
dans la même catégorie, le Conseil demande que celui de M. Terrien, qui existe depuis longtemps dans
son local actuel, soit toléré, en soumettant cette industrie à quelques précautions qui vont être indiquées.
Toutefois, pour ne pas nuire aux intérêts engagés et
favoriser autant que possible une industrie qui rend
service à l'agriculture, il y aura lieu d'accorder à
M. Terrien le temps nécessaire (jusqu'au commencement de mai 1858) pour qu'il puisse trouver un lieu
convenable où établir sa fabrique et remplir les formalités voulues par la loi. En résumé, le Conseil formule les conclusions suivantes :

1° La fabrication du noir animalisé par le sang établie boulevard de Laval et créée par M. Terrien est
interdite. Ce fabricant pourra être autorisé à continuer son industrie dans le local actuel jusqu'au 1er
mai 1858, en ayant soin de n'employer à la fabrication du noir animalisé que du sang non putréfié.

2o Le dépôt actuel de noirs animalisés provenant
de la fabrication de M. Terrien pourra être toléré dans
le local qu'il occupe aujourd'hui en se soumettant
aux conditions suivantes :

1° Les noirs animalisés par le sang ne seront déposés sous le hangar situé à l'extrémité du jardin
qu'après avoir subi leur entière fermentation dans la
fabrique où s'opérera la confection. Pendant les cha-

leurs de l'été, ils seront recouverts d'une couche de tourbe de 15 à 20 centimètres, de manière à ce qu'il ne puisse s'exhaler aucune odeur.

2º Les engrais odorants, tels que guano ou autres, soit en sacs soit en tonneaux, seront déposés sous le même hangar.

3º Les engrais inodores continueront à être placés dans les magasins situés derrière la fontaine, à la condition d'être mis en sacs ou en tonneaux.

Commissaires : MM. DAVIERS, BOUTROUE.

CADOT, *Rapporteur.*

Adopté le 2 décembre 1857.

Corroierie.

———

M. Ledantec demande à établir un atelier de corroyeur rue de la Serrerie, à Chalonnes.

La maison achetée par M. Ledantec, portée au plan cadastral sous les n°s 545 et 546, joint au sud la rue de la Serrerie, à l'ouest la maison de M. Lemaître, et est séparée à l'est des habitations voisines par une ruelle conduisant à la Loire. La partie nord, qui comprend les dépendances de cette maison et doit servir à l'établissement de l'atelier pour lequel on demande une autorisation, est située sur le bord du fleuve.

L'enquête, à l'exception de la déclaration formelle de MM. les tanneurs et corroyeurs de Chalonnes, fait connaître les nombreuses oppositions qui se sont produites. Toutes ont pour motif l'émanation des odeurs fétides et insalubres que laissent exhaler ces établissements et le danger qui peut en résulter pour la santé publique. L'une d'elles exprime la crainte que les eaux de lavage se répandant sur la partie de la rive abandonnée par la Loire lors des basses eaux ne viennent augmenter l'insalubrité des eaux stagnantes laissées par ce fleuve à cette époque.

L'avis de M. le Commissaire enquêteur, certifié par
M. le Maire de Chalonnes, établit « que la ville, dont
les rues sont étroites et peu aérées, est entourée de
marais infects et malsains à certaines époques de
l'année, et que par suite les habitants sont exposés à
des épidémies qui viennent jeter parmi eux le deuil
et la désolation. » Pour ces motifs, il s'oppose
à l'établissement projeté par M. Ledantec, établissement qui, suivant lui, ne ferait qu'augmenter les
causes d'infection.

En présence de ces oppositions et des motifs qui
les appuient, la Commission a visité les lieux, a pu
s'assurer par elle-même de leur valeur et voir si le
décret qui range dans la 2e catégorie les ateliers de
corroierie peut ici recevoir son application.

Elle a d'abord constaté que le local choisi par
M. Ledantec, ne pouvait convenir qu'à un atelier de
peu d'importance; que la partie de la rive abandonnée
par la Loire lors des basses eaux et sur laquelle doit se
répandre la petite quantité d'eau employée par l'établissement, est à l'état provisoire; que d'ici à peu de
temps le quai achevé en amont du pont de Chalonnes,
doit se prolonger en aval bien au-dessous de la maison de M. Ledantec; qu'à cette époque cet industriel
fera construire un canal souterrain conduisant les eaux
de l'atelier non loin du cours du fleuve.

On peut, du reste, établir l'innocuité et même le
peu d'incommodité de ces ateliers qui, à Angers, sont
presque tous situés dans les quartiers les plus populeux de la ville.

L'art du corroyeur consiste dans une suite d'opérations mécaniques et manuelles qui ont pour but de donner de la souplesse aux cuirs qui sortent des tanneries, et quelquefois de les teindre d'un côté; ces deux industries sont donc distinctes. Ainsi l'opération préalable du trempage pour gonfler les cuirs, celle du détirage, du défonçage pour les assouplir sont purement mécaniques et sans inconvénients. Celle de la mise en suifs, employée par quelques industriels au moyen de la chaleur; celle de l'imprégnation par les huiles et même par celle dite de dégras, sont plutôt incommodes que dangereuses et ne peuvent guère atteindre que l'industriel qui se sert de tel ou tel procédé, car l'odeur qui accompagne ces différentes opérations ne se répand jamais au loin.

Quant aux eaux de trempage, elles sont peu abondantes et à peine chargées de matières organiques, puisqu'elles servent à gonfler des peaux qui ont déjà subi l'opération du tannage, elles ne peuvent donc donner lieu à des plaintes bien fondées; toutefois si, avant l'achèvement du quai, quelques craintes se manifestaient à cet égard, il serait facile d'obvier aux inconvénients qui pourraient se produire en obligeant M. Ledantec à mêler à ces eaux avant de les répandre au dehors, une petite quantité de chaux vive.

Le Conseil émet un avis favorable à la demande.

Commissaires : MM. Coiquaud, Daviers.

CADOT, *Rapporteur.*

Adopté le 28 mai 1858.

Fabrique d'allumettes chimiques.

———

Une demande en autorisation d'établir une fabrique d'allumettes chimique sur sa propriété appelée Maison du Dimanche, située près la ferme de Roc-Epine, commune d'Angers, est adressée par M. Lebouvier.

L'établissement du sieur Lebouvier est placé à une distance convenable de toute habitation et se compose :

1º D'un bâtiment principal en colombage de 10 à 12 mètres de longueur sur 3 à 4 mètres d'épaisseur et divisé au rez-de-chaussée en trois compartiments séparés seulement par des cloisons en briques. De ces trois pièces, l'une est affectée à la coupe du bois et à la fente des allumettes, les deux autres à la confection des châssis et des boîtes, au trempage au soufre et à la confection du mastic chimique ou pâte phosphorée. Au-dessus règne une pièce unique sans toiture, où se fait actuellement le montage du châssis ; le plancher qui sépare ces deux étages est formé par de simples planches ;

2º D'une seconde construction en maçonnerie et non encore achevée, qui est séparée du bâtiment principal par un corridor assez étroit. Ladite pièce destinée à servir de séchoir ou d'étuve, est remplacée provisoirement par le rez-de-chaussée d'une petite maison située dans la cour même de l'établissement et dont le premier étage est habité par les personnes attachées à la fabrique.

Tel est l'ensemble des bâtiments dans lesquels le sieur Lebouvier a établi son industrie, qui fonctionne en ce moment. Toutefois cet industriel a déclaré que son intention est de faire construire à l'extrémité du bâtiment principal et séparément une autre pièce qu'il destine aux ouvrières chargées de la mise en boîte des allumettes chimiques.

Cet état des lieux démontre : 1º que l'usine du pétitionnaire est incomplète ; 2º que la distribution n'est point conforme aux prescriptions des règlements de police relatives à son industrie. En effet, les règlements portent que les diverses opérations, et particulièrement celles qui sont dangereuses, doivent se faire dans des bâtiments distincts ou dans diverses pièces du même bâtiment séparées par de gros murs. Or, dans la fabrique du sieur Lebouvier, ces dernières opérations, comme la préparation du mastic, le démontage des châssis, la mise en boîte, sont pour ainsi dire confondues. On conçoit les dangers que courraient les ouvriers en cas d'incendie ou d'explosion des matières inflammables dans des ateliers construits aussi légèrement et en grande partie en planches de sapin.

Il est nécessaire d'appeler l'attention de l'autorité sur les dangers qui menacent en général les ouvriers employés à la confection des allumettes chimiques suivant le procédé jusqu'ici universellement employé, c'est-à-dire par l'emploi du phosphore blanc.

Un nombre considérable d'observations recueillies en Allemagne, en France, en Angleterre, prouvent que les vapeurs phosphorées qui se dégagent de la pâte chimique pendant plusieurs des opérations de la préparation des allumettes, causent souvent des maladies effroyables. Ce sont d'abord des inflammations des gencives et des bronches, et consécutivement des suppurations énormes, la chute des dents et des mâchoires et la mort. Des relevés faits avec soin dans diverses contrés de l'Europe ont appris qu'un cinquième au moins des malheureux atteints de ces maladies y succombent. On a vu, en particulier, dans le service de l'hôpital d'Angers, des jeunes filles à la fleur de l'âge épuisées par des années de souffrance, offrir les plus hideuses difformités.

Et cependant depuis huit ans la science a livré à l'industrie un produit nouveau exempt de ces propriétés funestes. Le phosphore rouge ou amorphe, découvert par Schrotter, non-seulement ne compromet point la santé des ouvriers par des émanations dangereuses, mais encore il n'est pas vénéneux, ainsi que l'ont démontré les expériences sur les animaux, et il ne s'enflamme point comme le phosphore blanc, par le simple frottement sur toute espèce de corps rugueux, double avantage qui met la société à l'abri d'incendies et d'empoisonnements d'autant plus faciles que l'agent est entre les mains de tout le monde et échappe par cela même, comme preuve, aux investigations de la justice. Tout se réunirait donc pour faire de l'emploi du phosphore rouge l'objet d'une prescription légale, si le privilége d'un brevet n'en assurait la propriété à MM. Coignet, de Lyon, et n'en restreignait considérablement la consommation.

Dans la séance de l'Académie des sciences du 2 juillet dernier, M. Canouil a présenté à cette compagnie savante de nouvelles allumettes sans phosphore et qui ne sont, d'ailleurs, capables de produire ni empoisonnements, ni incendies. La pâte de ces allumettes est formée de chlorate de potasse, additionné d'un oxyde, ou d'un oxysulfure métallique lorsqu'on veut les rendre plus inflammables. L'auteur dit avoir trouvé le moyen de broyer, même à sec, le chlorate de potasse, sans possibilité aucune d'explosion ou de déflagration. Aussi le gouvernement, tant au point de vue de la santé d'une classe d'ouvriers que de la sécurité publique, devrait-il faire cesser par les moyens dont il dispose l'usage des matières délétères et obliger tous les fabricants d'allumettes chimiques à leur substituer des substances dont l'innocuité semble démontrée.

En ce qui concerne le sieur Lebouvier, le Conseil est d'avis que l'autorisation qu'il sollicite ne lui soit accordée qu'après l'achèvement de son établissement et lorsqu'il se sera conformé aux prescriptions qui régissent son industrie.

Commissaires : MM. DAVIERS, CADOT, ORSEL, ED. LAROCHE.

MIRAULT, *Rapporteur.*

Adopté le 10 août 1858.

Tannerie Ledantec.

———

Le sieur Ledantec demande l'autorisation d'établir une tannerie à un endroit désigné sous le nom de Bas-Bourg, commune de Chalonnes.

Le procès-verbal de l'enquête exigée par la loi constate les oppositions nombreuses qui se sont produites pour empêcher le sieur Ledantec d'obtenir l'autorisation nécessaire, car sur trente-quatre dépositions une seule lui a été favorable.

En dehors de l'enquête officielle, une pétition à l'adresse de M. le Préfet et rédigée par M. Ledantec lui-même, est couverte de quarante-neuf signatures favorables à sa demande.

L'avis motivé de M. le Maire résume nettement la nature des oppositions qui se sont produites contre l'industrie du sieur Ledantec, industrie qui, selon lui, « peut être la cause de l'infection qui doit cor-
« rompre les eaux stagnantes pendant la plus grande
« partie de l'année et d'où s'exhalent des miasmes im-
« purs qui vicient l'air si nécessaire à la santé de po-
« pulations agglomérées et nuit ainsi non-seulement

« aux habitants, mais encore à la valeur des maisons
« qu'ils occupent.

« Cependant, ajoute M. le Maire, si M. le Préfet
« croyait devoir autoriser une tannerie à Chalonnes,
« nous le prierions d'accorder préférablement l'auto-
« risation à celle qui serait située près de l'ancien
« château (965 et 966), parce que cet endroit est plus
« isolé, sans maisons contiguës et situé au bas de la
« ville. »

Ces opinions si différentes et si absolues vont se
trouver définitivement appréciées par le décret qui
range les tanneries dans la 2e catégorie des établissements insalubres et incommodes, c'est-à-dire qu'ils
peuvent être autorisés dans les villes à la condition de
s'assurer si la nature de leurs opérations ne peut être
une cause d'incommodité ou de dommages pour les
habitations, voisines de ces établissements. Or, les
opérations de cette industrie ne peuvent être une cause
d'insalubrité qu'autant que les matières liquides ou
solides qui résultent des travaux préliminaires ou de
ceux qui suivent l'opération du tannage s'écouleraient
sur la voie publique au lieu de se rendre, soit à la rivière, soit dans des citernes disposées à cet effet.

Ainsi, les eaux de trempage qui servent à gonfler
les peaux, celles à la chaux qui servent à enlever les
poils, le grattage qui sépare ces derniers et les por-
tions de chair encore adhérentes sont, par leur nature
putrescible, des causes d'insalubrité, et il en serait de
même pour les eaux chargées de matières organiques
enlevées des fosses où s'opère le tannage. Il importe

donc que toutes les matières solides ou liquides trouvent un écoulement facile dans des citernes ou dans des cours d'eau voisins de ces tanneries.

L'établissement projeté, isolé et sans maisons contiguës, est presque situé sur le bord de la Loire et voisin de la tannerie de M. Michaud. A l'est de la maison et le long du jardin coule un ruisseau venant de la Garenne, *dont la pente est très-rapide* vers la Loire. C'est le long de ce ruisseau, qui coule pendant la plus grande partie de l'année, que doivent être placées les cuves qui servent au trempage et les fosses de tannage.

Les eaux chargées des matières organiques qui auront servi à ces différentes opérations seront versées dans ce ruisseau dont la pente, nous le répétons, est très-rapide.

Le grattage pour la séparation des matières solides aura lieu dans la rivière elle-même et le plus près possible de son courant.

En exigeant la conservation jusqu'à leur emploi des peaux vertes qui doivent alimenter l'établissement, toutes les conditions exigées pour les établissements rangés dans la 2e classe seront remplies.

Le Conseil émet un avis favorable, mais aux conditions suivantes :

L'eau nécessaire aux opérations de la tannerie sera versée dans le cours d'eau qui longe la maison et son jardin pour la rendre à la Loire.

Le grattage aura lieu à la rivière.

Les peaux vertes destinées à subir l'action du tan-

nage seront toujours conservées dans un lieu frais, et
même s'il y avait encombrement, seront salées pour
éviter pendant les chaleurs toute cause de décomposition et d'insalubrité.

Commissaires : MM. Coiquaud, Daviers.

Cadot, *Rapporteur.*

Adopté le 8 février 1859.

Porcherie de l'Hospice Sainte-Marie.

M. le Maire de la ville d'Angers demande un avis sur l'établissement d'une porcherie existant déjà depuis quelques années dans l'enclos de l'hospice Sainte-Marie.

En mars 1846, l'administration des hospices a établi dans l'enclos de l'hospice Sainte-Marie une porcherie qui, aujourd'hui seulement, vient d'être le sujet de réclamations de la part d'un assez grand nombre de personnes qui se plaignent de l'odeur désagréable qui en émane et du cri des animaux qu'elle renferme.

Un canal qui sort du même enclos et va déverser son contenu en amont du pont de la Haute-Chaîne, est devenu également le sujet de plaintes de la part des habitants de Reculée et de ceux que leurs affaires appellent dans ce quartier, en raison de l'odeur fétide que les eaux de ce canal, disent-ils, répandent, et de l'obstacle qu'elles apportent au passage d'un chemin fréquenté.

Au procès-verbal de l'enquête qui vient d'avoir lieu,

plus de cent signatures se sont inscrites pour former opposition au maintien de l'établissement en question.

Classée dans la 1re catégorie des établissements incommodes et désagréables par le décret du 14 janvier 1815, une porcherie, en raison des émanations qui parfois s'en exhalent, doit être éloignée des habitations, mais cependant peut être autorisée dans l'intérieur des villes.

La porcherie de Sainte-Marie, établie à l'extrémité nord de son vaste enclos, se compose d'un certain nombre de toits à porcs contenant en moyenne 50 ou 60 de ces animaux; quelques-uns de ces toits sont adossés au mur de clôture qui longe le chemin de Bellefontaine, les autres font partie des bâtiments de la ferme des Capucins et sont distants de 25 mètres du chemin de Montéclair, dont ils sont séparés par le mur de l'enclos; tous, enfin, se trouvent éloignés d'environ 35 mètres d'une maison d'habitation située sur le côté opposé du chemin de Montéclair.

Cette porcherie a été trouvée propre, tenue avec soin, mais non dépourvue d'odeur; le pavage des toits et des cours, formé de pierres simplement reliées entre elles par du sable ou de la terre, doit permettre des infiltrations ou empêcher les déjections liquides des animaux de s'écouler rapidement.

Le canal qui passe devant ces mêmes cours et qui est destiné à recevoir les déjections liquides et les eaux de lavage, est mal établi, sa pente n'est pas assez grande pour permettre un écoulement facile. Les dalles en ardoise qui le recouvrent sont disjointes, d'où résultent de nombreuses ouvertures qui donnent facilement issue à des émanations putrides.

Le fumier déposé près des toits à porcs provient de l'étable à vaches et ne peut être incommode pour personne ; celui qu'on retire de la porcherie est immédiatement transporté vers le milieu de l'enclos, non loin du moulin à farine. Cet emplacement est défectueux en ce que ce fumier est exposé au pied d'un mur qui reçoit le soleil du midi, ce qui provoque des miasmes désagréables qui parfois doivent se faire sentir jusque dans les bâtiments de l'hospice.

Le purin de ce fumier, les déjections liquides et les eaux de lavage provenant de la porcherie, se déversent dans un canal non couvert qui existe au milieu de l'enclos de l'hospice. Ce canal reçoit, dans l'enclos même, les eaux vannes provenant du dépôt de poudrette d'Avrillé, lesquelles arrivent sous forme d'engrais liquide et contribuent pour une très-grande part à l'infection des eaux de ce canal. A leur sortie de l'enclos, celles-ci forment au bas de la levée dite des Capucins et en amont du pont de la Haute-Chaîne, une mare qui intercepte le passage ; quoique peu limpides, ces eaux ne semblent pas actuellement corrompues, par suite sans doute de leur volume et de leur cours rapide, mais par les temps de chaleur ou de sécheresse, elles doivent être très-infectes.

Ce grave inconvénient, à l'obstacle qu'elles apportent à un passage fréquenté pendant les basses eaux de la

Maine, ne peut manquer d'être une cause réelle de gêne et d'incommodité pour les habitants de Reculée et ceux qui sont obligés de fréquenter ce quartier. Il est donc à désirer qu'un aqueduc soit construit pour recevoir le produit de ce canal et le transporter le plus avant possible dans la rivière.

En résumé, la porcherie de Sainte-Marie est située en quelque sorte en pleine campagne, à l'extrémité nord d'un vaste enclos, dans un lieu très-bien aéré ; elle est entourée de tous côtés de murs élevés, une seule maison l'avoisine à une distance de 35 mètres, et les deux chemins qui en sont les plus rapprochés sont peu fréquentés. Dans ces conditions le Conseil estime que cet établissement ne peut être une cause d'in-commodités sérieuses, pourvu qu'il soit enjoint à l'administration des hospices d'Angers d'y apporter les améliorations ci-après :

1° Refaire au ciment le pavage des toits et des cours à porcs et lui donner une pente suffisante pour que l'écoulement des déjections liquides se fasse rapidement.

2° Apporter au canal qui longe les cours de la porcherie toutes les modifications qui puissent le rendre facile à nettoyer et surtout empêcher que les matières qui s'y rendent ou qu'on y balaie puissent y séjourner.

3° Faire établir une pompe près des toits à porcs, afin que des lavages puissent y être pratiqués facilement et fréquemment.

4° Faire transporter le fumier de la porcherie dans

des fosses entourées de murs et le plus éloignées possible des habitations et des chemins.

Commissaires : MM OUVRARD, CADOT, BOUTROUE,
V. LAROCHE.

A. LEROY, *Rapporteur*.

Adopté le 30 mai 1859.

Dépôt d'immondices à Chalonnes.

En vertu d'une délibération du Conseil municipal de la commune de Chalonnes, en date du 24 mars dernier, M. le Maire de cette commune a demandé l'autorisation d'établir un dépôt de boues et d'immondices sur un champ voisin de la ville et portant le n° 484 du plan cadastral, section E.

M. le Maire a joint à la demande une copie du plan cadastral qui permet de juger parfaitement la position des lieux. Le chemin sur lequel le dépôt sera établi est au sud de Chalonnes, mais les habitations les plus rapprochées du centre de ce champ en sont à 300 mètres, les dernières maisons de la ville à près de 400 mètres et l'extrémité la plus voisine de la route départementale de Chemillé à Chalonnes est à plus de 100 mètres de cette voie publique.

De plus, l'enquête ordonnée par les décrets et ordonnances sur la matière a été faite et n'a donné lieu à aucune opposition.

En conséquence, le Conseil émet un avis favorable.

Commissaires : MM. CADOT, JEANNIN.

COIQUAUD, *Rapporteur.*

Adopté le 12 juillet 1859.

Tuerie du sieur Jollivet, boucher aux Justices

Je soussigné, membre du Conseil départemental d'hygiène et de salubrité, délégué par le Conseil à l'effet de visiter la tuerie du sieur Jollivet, boucher aux Justices, et de constater si elle n'a rien d'insalubre, me suis transporté dans cet établissement aujourd'hui jeudi 27 septembre 1859, à huit heures du matin.

Derrière la maison d'habitation et y attenant, se trouve, dans un carré long assez restreint, une petite écurie pour un cheval et une autre où les animaux sont entreposés avant d'y être tués ; j'y ai remarqué un veau étendu sur le côté gauche, fortement lié par les quatre pieds, qui devra ainsi attendre jusqu'au lendemain (plus de vingt-quatre heures) le moment d'être égorgé ! Après cette écurie vient une petite place à fumier où on mêle souvent avec ce dernier du sang et des débris de cadavres. Un hangar sans plafond termine cette série de constructions et constitue la *tuerie* proprement dite ; c'est là qu'est aussi le four pour le pain et la charcuterie. Au seuil de la porte une citerne oblongue, recouverte de dalles disjointes, reçoit l'eau mêlée de sang, d'urine et de matières stercorales, qui sert au lavage du sol après l'abattage des animaux. Cette citerne est sans issue et ne se vide seule que par l'infiltration dans les couches souterraines, ce qui peut exciter une répugnance plus ou moins fondée pour les eaux du puits le plus voisin.

Cet établissement est entouré de murs, il est exposé au midi et à l'insolation, et c'est par un corridor commun avec plusieurs maisons que les animaux y sont amenés et que les fumiers sont évacués.

De ce qui précède, il résulte que la tuerie du sieur Jollivet, contiguë à sa maison d'habitation, peut être considérée (ne fût-ce que pour cette fois et pour un seul animal) comme un lieu de torture pour les animaux qui y attendent leur fin ; que le sang se putréfiant avec le fumier, que la citerne, foyer d'infection, engendrent et laissent se dégager sans cesse des exhalaisons méphitiques qui vicient l'air et incommodent les voisins ; qu'une telle tuerie pouvant se soustraire à la surveillance de la police, peut devenir le réceptacle d'animaux malsains ou *contagionnés*, qui y seraient tués pour leur viande être livrée à la consommation.

Considérant qu'un tel état de choses peut engendrer des causes de maladies graves pour l'homme et pour les animaux, je propose au Conseil de demander l'interdiction permanente de cette tuerie et la destruction de la citerne, qui devra être nettoyée et comblée aux frais de qui de droit, sous la surveillance de la police.

Telles sont au surplus les appréciations que j'ai l'honneur de soumettre aux délibérations du Conseil d'hygiène.

Le Rapporteur,

JEANNIN.

Adopté le 26 septembre 1859.

Routoir près la Pyramide, commune de Trelazé.

Le sieur Rouault demande à continuer de pratiquer
le rouissage des chanvres dans le fond de carrière situé sur la ferme de la Jouvencière, commune de
Trelazé.

Ce routoir est situé au lieu dit le Petit-Bois, sur la
route d'Angers à Saumur, à un kilomètre et demi au
delà du bourg des Justices, à gauche de la route et à
une distance de 50 mètres de celle-ci. Il est large,
profond, actuellement rempli d'eau et servant de routoir depuis plusieurs années au fermier de la Jouvencière, le sieur Rouault, dont l'habitation est située
sur le côté droit de la route de Saumur, en face de
cette carrière et distante de celle-ci d'environ 250
mètres. L'eau de ce fond est trouble ; en ce moment
elle est couverte sur une petite partie de sa surface
d'une écume qui annonce encore de la fermentation ;
elle répand quand on approche du bord une odeur
assez désagréable. Le rouissage dans cette sorte de
réservoir est une affaire industrielle pour le sieur
Rouault, auxquels les fermiers voisins apportent leurs
chanvres, lesquels, à la sortie de l'eau, sont emportés

au loin immédiatement, ou parfois déposés pendant un temps plus ou moins long sur le lieu même. Une seule maison, occupée par une famille locataire du sieur Rouault, se trouve placée à quelques mètres seulement de cette carrière, toutes les autres habitations avoisinantes sont très-peu nombreuses et situées à une distance assez considérable. Le procès-verbal d'enquête déposé à la Mairie ne mentionne aucune plainte sur les inconvénients pouvant provenir de ce routoir, mais quelques personnes fréquentant habituellement la partie de la route comprise entre les Justices et la Pyramide déclarent que pendant le temps du rouissage cette carrière exhale une détestable odeur, qui souvent se fait sentir jusqu'aux maisons éloignées et qui est toujours fort désagréable pour les personnes qui parcourent cette route si fréquentée.

La stagnation de l'eau dans cette carrière, sa profondeur et la quantité de chanvre qu'on y peut plonger, font penser que ce routoir réunit toutes les conditions pour devenir un foyer d'infection pendant et après le rouissage, et on peut affirmer que les exhalaisons produites sont une cause d'insalubrité pour les lieux environnants, qu'elles sont d'une incommodité certaine pour quelques habitations et pour les personnes obligées de parcourir la partie avoisinante de la route de Saumur. En conséquence, le Conseil de salubrité émet l'avis que le rouissage du chanvre, à cause de ses inconvénients, doit, autant que possible, être limité aux lieux où il se pratique

d'habitude, et qu'il doit être enjoint au sieur Rouault
de cesser d'établir un routoir dans le fond de carrière
dit du Petit-Bois et situé commune de Trelazé.

Commissaires : MM. V. Laroche, Jeannin.

Leroy, *Rapporteur.*

Translation du Cimetière de la Bohalle.

———

Le cimetière situé au nord du vieux bourg de la Bohalle n'est distant que de 40 mètres environ des maisons les plus voisines.

Le sol en est notablement plus élevé que celui des terrains qui l'environnent.

Sa superficie dans sa plus grande étendue et en dedans des fossés et des haies, est de 13 ares 20 centiares seulement.

Il n'a d'autre clôture que des haies et fossés.

Relativement au premier point, le cimetière de la Bohalle paraît avoir été établi conformément au décret du 23 prairial an XII, qui fixait à 35 ou 40 mètres la distance d'un cimetière de toute construction habitée. Sous ce rapport, il est donc en dehors des prescriptions du décret de 1808 actuellement en vigueur et qui exige que les lieux consacrés à la sépulture des morts soient placés à 100 mètres des maisons. Cependant, pour le cimetière en question, cette irrégularité est, pour ainsi dire, sans conséquence pour la salubrité publique, vu le petit nombre d'enterrements qui se font annuellement dans la commune de la Bohalle (quinze à vingt seulement).

En second lieu on peut établir que la surélévation du sol du cimetière actuel permet de donner aux fosses la profondeur prescrite de 1ᵐ 50 sans que le fond soit baigné par les eaux qui l'environnent, le niveau de ces eaux restant vraisemblablement au-dessous.

En troisième lieu, il faut reconnaître que la contenance du cimetière de la Bohalle est exiguë, disproportionnée même, si on l'envisage surtout au point de vue des concessions de terrains. D'ailleurs, cet espace restreint ne permet ni d'établir des plantations ou des massifs d'arbres, ni de tracer des allées pour la circulation dans le cimetière.

Enfin, sous le rapport de la clôture, le cimetière est encore en désaccord avec les dispositions du décret de 1808, puisqu'il n'est point entouré de murs.

L'état d'insalubrité, suivant l'administration locale, résulterait principalement de ce que les fossés creusés sur son périmètre servent d'égoût aux infiltrations de son sol. Mais il est facile d'y remédier, car les fossés du midi et du couchant sont peu profonds et peuvent être comblés avec avantage, si on ne préfère faciliter l'écoulement de leurs eaux en faisant déverser celles-ci dans le courant des deux autres fossés qui, situés au levant et au nord, sont parcourus par les eaux vives d'une source voisine qui les lave incessamment.

Dans cet état de choses, les infiltrations des eaux du terrain du cimetière doivent être insignifiantes, par rapport à la masse des eaux auxquelles elles viennent se mêler. Quant aux mauvaises odeurs qu'on dit s'être exhalées pendant les chaleurs de l'été, elles n'ont pu provenir que du fossé du couchant, qui n'a point d'issue, et il serait facile de les prévenir par les moyens indiqués ci-dessus.

En résumé, le cimetière de la Bohalle laisse beaucoup à désirer à raison de sa proximité de plusieurs maisons du vieux bourg, de son peu d'étendue, de son mode de clôture ; mais au point de vue de la salubrité publique, il ne paraît pas dans des conditions telles que sa suppression soit urgente et nécessaire.

L'emplacement sur lequel l'administration municipale de la Bohalle propose d'ériger le nouveau cimetière est assurément préférable sous plusieurs rapports à celui du cimetière actuel. Ainsi, le nouveau lieu d'inhumation serait plus rapproché de l'église et de la mairie, qui forment le centre de la commune et autour desquelles s'élèveront sans doute les constructions à venir ; mais ces avantages incontestables sont balancés par un inconvénient grave qui a été constaté au moment d'une grande crue de la Loire, c'est que le sous-sol du cimetière projeté est baigné par les infiltrations de la levée, dont le niveau s'élève alors à 1^m 10 de la surface du terrain. Or, dans ces conditions, pour que les fosses qu'on y creuserait et qui d'après les règlements en vigueur doivent avoir de 1^m 50 à 2 mètres de profondeur, ne fussent point inondées, il serait nécessaire que le sol du cimetière fût exhaussé de 1^m 50 par des remblais, ce qui ajouterait considérablement aux dépenses habituelles d'établissement, les murs de clôture devant toujours avoir 2 mètres de surélévation par rapport au terrain d'un cimetière.

Commissaires : MM. DAVIERS, LEROY.

MIRAULT, *Rapporteur.*

Adopté le 15 février 1860.

Tuerie du sieur Jollivet, boucher aux Justices.

Le sieur Jollivet (Joseph), boucher aux Justices, demande l'autorisation d'établir une *tuerie privée* sur la commune des Ponts-de-Cé, à quelques centaines de mètres de celle d'Angers et non loin des dernières maisons des Justices. Le terrain qu'il voudrait y consacrer a la forme d'un carré long très-spacieux et entouré de murs assez élevés ; il y a un puits. On y pénètre par une porte cochère qui s'ouvre sur la route même de Saumur et est fermée par une barrière à clairevoie ; enfin il est contigu à celui naguère occupé par la tuerie Morin, supprimée par mesure de police sanitaire. Plusieurs maisons habitées, quelques-unes de construction récente, existent dans son voisinage.

Cet établissement serait une cause d'incommodité pour les voisins, et se trouverait dépourvu de toute inspection un peu efficace. Ce n'est pas d'ailleurs avec l'eau d'un puits qu'il serait possible de pratiquer les lavages indispensables, et tant qu'il n'y a pas nécessité impérieuse, c'est sur des cours d'eau rapides et abondants que de semblables tueries doivent être reléguées.

Par ces motifs, et considérant que cet abattoir serait un foyer permanent d'infection, et, dans certaines circonstances, de contagion pour l'homme et les animaux,

Le Conseil conclut au rejet de la demande du sieur Jollivet (Joseph).

Commissaires : MM. Brossard de Corbigny, Leroy.

Jeannin, *Rapporteur*.

Adopté le 12 avril 1860.

Fonderie de suif à feu nu, à Chalonnes.

———

Le sieur Hinsling demande à établir une fonderie de suif à feu nu à Chalonnes.

Cet établissement, qui fonctionne déjà, est situé au sud-ouest de la ville, dans un quartier bas, des plus populeux, à l'un des angles de la place des Halles et d'une rue étroite et très-fréquentée où les maisons sont agglomérées et avec lesquelles elle fait corps. C'est dans une chambre du dernier étage, dont le plafond n'a pas une hauteur de plus de 1^m,70, encombrée de tables en sapin recouvertes de couches de suif, de paquets de chandelles, qu'est située, sous une cheminée, la vaste chaudière dans laquelle s'opère la fonte des graisses et des suifs.

Cette chaudière est sans couvercle, sans hotte, sans isolement ni précautions quelconques, et constitue une cause permanente de danger d'incendie. Les émanations putrides qui s'en exhalent répandent dans l'intérieur et au dehors une odeur très-infecte qu'il serait impossible de neutraliser par l'occlusion des ouvertures et l'élévation de la cheminée.

Les plaintes consignées au procès-verbal d'enquête

sont donc légitimes et fondées. Celles adressées à M. le Préfet dans une supplique en date du 30 octobre ne sont pas moins justes. Elles méritent d'être favorablement accueillies. La fonderie à feu nu du sieur Hinsling est d'ailleurs, et surtout, en contravention manifeste avec le décret du 15 octobre 1810, l'ordonnance du 14 janvier 1815 et l'ordonnance de 1826.

En résumé, le Conseil est d'avis :

1º Qu'il n'y a pas lieu d'autoriser la demande du sieur Hinsling, tendant à conserver son établissement dans le local actuel.

2º Que comme il existe à Chalonnes d'autres établissements de même nature, il est urgent de les mettre en demeure de régulariser leur position.

Commissaires : MM. LEROY, BROSSARD DE CORBIGNY.

JEANNIN, *Rapporteur.*

Adopté le 15 novembre 1860.

Exhaussement des quartiers submersibles, à Angers.

S'il est dans notre ville une amélioration désirable entre toutes, au point de vue de l'hygiène publique, c'est assurément celle qui consiste à défendre contre les inondations tous les quartiers voisins des bords de la Maine. En effet, l'existence de quartiers submersibles résultant de la situation et de la configuration du sol de la ville d'Angers, constitue sans aucun doute, pour une partie importante de la population, la principale et la plus redoutable cause d'insalubrité.

Est-il besoin de tracer ici le tableau des funestes effets de l'humidité permanente du sol et des murs dans les maisons envahies périodiquement par les eaux qui séjournent dans leur intérieur pendant un temps plus ou moins prolongé et quelquefois assez considérable? Faut-il décrire ces rues basses, étroites et tortueuses que nous connaissons tous, sans soleil et sans ventilation, recouvertes de boues et d'immondices qui dégagent des émanations méphitiques de toute espèce; ces impasses un peu plus infectes et plus obscures qu'on ne saurait parcourir sans dégoût et sans éprouver, même en été, une sensation de refroidissement subit, aussi désagréable que nuisible ; ces rez-de-chaussée quelquefois en contre-bas de la voie publique, souvent mal éclairés et plus mal aérés encore, toujours humides dans presque toute leur étendue ? Ne doit-il pas suffire aux habitants d'Angers de prononcer le nom de la plupart de ces rues submersibles pour rappeler immédiatement à leur esprit les plus fâcheuses conditions d'insalubrité que l'humidité puisse accumuler dans une habitation ? Que ceux de nos concitoyens qui n'ont pas constaté par eux-mêmes l'état réel des choses veuillent bien consulter la description sommaire qui en a été faite dans ces dernières années par la Commission des logements insalubres, et qu'ils nous disent s'il n'est pas juste de proclamer bien haut que de pareilles demeures sont, incontestablement, pour ceux qui les habitent, une source permanente du maladies et d'infection, en même temps qu'une cause puissante d'étiolement et de dégénérescence physique et morale?

Il est en effet peu d'organisations assez robustes pour résister aux effets pernicieux d'un logement humide ; et, sans parler ici des affections légères telles que les douleurs, les rhumatismes, les névralgies, etc., ne voit-on pas trop souvent les inflammations aiguës ou chroniques de la gorge et des organes pulmonaires se terminer d'une manière fatale sous l'influence d'une atmosphère confinée, basse et humide, ou bien se reproduire un certain nombre de fois à de courts intervalles, et favoriser ainsi et même déterminer le développement de cette lente et terrible maladie de poitrine qui décime la jeunesse des grandes villes et plus particulièrement celle des quartiers bas et humides? Les enfants dont l'organisation délicate est si prompte à ressentir l'influence du milieu dans lequel ils vivent, sont en grand nombre atteints de maladies scrofuleuses dont la guérison, si difficile dans un logement humide, laisse après elle, quand elle a lieu, des stigmates qui sont pour l'avenir une sorte de flétrissure ou des infirmités incurables.

La statistique, d'accord avec l'observation médicale, démontre qu'en général la mortalité est plus grande dans les quartiers exposés aux inondations; et ce qui s'est passé après le dernier débordement de la Maine dans plusieurs rues submergées, est bien propre à faire voir combien est puissante cette cause de léthalité. Le Comité de salubrité n'a-t-il pas constaté à cette époque, par des visites à domicile, que des fièvres continues de mauvais caractère s'étaient développées en nombre assez considérable pour constituer une sorte d'épidémie qui, fort heureusement, ne s'est pas étendue bien au delà des limites envahies par les eaux?

Le bon sens ne suffit-il pas d'ailleurs pour faire apprécier l'insalubrité d'un logement submersible, c'est-à-dire humide au plus haut degré ?

Pénétrée de cette vérité, la Commission des logements insalubres avait eu la pensée de provoquer l'interdiction de tous les rez-de-chaussée submersibles, et si elle n'a pas formulé positivement cette proposition, ce n'est pas, est-il dit dans son rapport, qu'elle ait eu des scrupules sur l'insalubrité de ces logements, mais c'est qu'elle n'a pas voulu enlever aux propriétaires la facilité de s'entendre à l'amiable avec l'Administration, à la sollicitude de laquelle elle avait recommandé d'une manière toute particulière, et avant tout, l'exhaussement des quartiers submersibles.

Le Comité de salubrité, adoptant pleinement les principes exposés dans le travail de cette Commission, est d'avis *à l'unanimité* que l'exhaussement des rues submersibles est une mesure urgente d'hygiène publique, qui intéresse au plus haut degré la population de la ville d'Angers. Il ne saurait trop engager l'Administration municipale à poursuivre avec persévérance la réalisation d'un projet qui doit transformer, en l'assainissant, une partie considérable de la cité, et contribuer d'une manière si efficace à l'amélioration de la santé publique.

Commissaires : MM. Mirault, Leroy.

Daviers, *Rapporteur.*

Adopté le 15 décembre 1860.

Magasin de chiffons Besnier et Grangeard.

Les sieurs Besnier et Grangeard, merciers, rue Bourgeoise, n° 5, à Angers, demandent à continuer l'exploitation d'un magasin de chiffons qu'ils possèdent rue du Griffon.

Le procès-verbal d'enquête de *commodo et incommodo* ouvert sur cette demande ne contient aucune opposition formelle, mais plusieurs voisins des sieurs Besnier et Grangeard, ainsi que M. le Maire d'Angers, demandent que l'état de ce magasin soit amélioré par une ventilation plus parfaite, les plaintes portant principalement sur l'odeur qui s'en exhale.

La maison servant de magasins pour chiffons consiste en un rez-de-chaussée et trois étages.

Au rez-de-chaussée il n'existe que des caisses d'emballage et autres objets de même nature.

Au premier étage se trouve un dépôt assez important de chiffons. Toutefois il ne s'en exhale aucune odeur désagréable ; la pièce est ventilée par trois ouvertures donnant sur la rue ; ces ouvertures ont de grandes dimensions, et l'état de ce premier étage ne laisse rien à désirer.

Au deuxième étage existe un amas d'os sentant fort mauvais, et dont l'existence est sans aucun doute le motif des plaintes formulées contre les sieurs Besnier et Grangeard. L'étage est d'ailleurs aéré comme le précédent.

Enfin, au troisième étage, il n'y a que des chiffons et on ne remarque aucune odeur.

Ces chiffons n'offrent donc aucun inconvénient, le bâtiment est bien aéré et les plaintes formulées ont pour unique cause l'odeur des os déposés au deuxième étage.

En conséquence, le Conseil émet l'avis que les sieurs Besnier et Grangeard soient autorisés à continuer le commerce et le dépôt de chiffons, dans leur maison rue du Griffon, sans être astreints à aucune obligation nouvelle;

Mais qu'il leur soit interdit de déposer dans ces magasins des os ou d'autres matières d'origine animale.

Commissaires : MM. JOUVET, JEANNIN.

BROSSARD DE CORBIGNY, *Rapporteur.*

Adopté le 19 mars 1861.

Atelier d'équarrissage, près l'étang Saint-Nicolas.

Les sieurs Blanchet et Bérault demandent à être autorisés à exploiter pour leur compte l'atelier d'équarrissage établi par le sieur Dupin-Latté.

Cet atelier d'équarrissage, destiné à la cuisson des animaux et à la conversion de leurs débris en engrais, est situé sur le terrain rocheux de Belle-Beille, à l'ouest de l'étang de Saint-Nicolas, commune d'Angers, et à 300 mètres environ de la route de Nantes. Etabli dans des conditions d'isolement convenables, cet établissement se compose d'un vaste hangar et de quelques constructions destinées à renfermer les animaux qui doivent être abattus ; le tout est entouré de murs. Dans l'atelier d'équarrissage proprement dit règne une grande propreté. Les chaudières pour la cuisson des animaux et la fonte des suifs sont bien établies ; les chairs sont immédiatement mélangées à des tourbes carbonisées pour être converties en engrais ; les parties liquides des animaux sont écoulées dans une citerne dont l'ouverture étroite se trouve au milieu de l'atelier. Malgré ces soins de propreté, il règne dans cet établissement une odeur repoussante, difficile peut-être à faire disparaître complétement, mais qu'assurément on pourrait beaucoup amoindrir. La cause en est due au sol de l'atelier mal cimenté et n'offrant pas une pente convenable, aux bouillons provenant de la cuisson des chairs, qu'on laisse se putréfier dans des baquets non couverts, et surtout au mode vicieux de fabrication des engrais, dont les tas donnent lieu, par suite de l'active fermentation qu'ils subissent, à d'abondantes émanations fétides.

Les propriétaires de l'établissement devront se mettre en mesure de remplir immédiatement les prescriptions du règlement de 1847, 1º en donnant plus d'aérage à la toiture des magasins où fermentent les engrais, et plus de soin à la fabrication de ceux-ci au point de vue de la salubrité, 2º en faisant rétablir le sol de l'atelier d'équarrissage, 3º enfin en ne laissant exposés à découvert ni les chairs des animaux, ni les bouillons qui proviennent de la cuisson.

Les inconvénients que nous venons de signaler pouvant être grandement atténués par l'exécution des mesures prescrites, et de plus l'éloignement de toute habitation devant les rendre rarement incommodes, votre Commission vous propose d'accueillir favorablement la demande des sieurs Blanchet et Bérault.

Commissaires : MM. Ed. Laroche, Jeannin.

A. Leroy, *Rapporteur.*

Adopté le 19 mars 1861.

Fonderie de suif au bain-marie, du sieur Hinsling, à Chalonnes.

Le sieur Hinsling, chandelier à Chalonnes, demande
l'autorisation « de continuer la fabrication de chan-
« delle et de fonte de suif dite au bain-marie, dans
« une maison située quartier de la place des Halles, à
« Chalonnes, donnant d'un côté sur la rue Notre-
« Dame, de l'autre sur le quai sis en aval du pont
« suspendu. »

Ce projet excite des protestations très-vives et plus
nombreuses que celles qui s'élevaient contre l'ancienne
fonderie dont le Conseil a demandé la suppression.

En autorisant le sieur Hinsling, on pourrait lui imposer des conditions qui atténueraient le danger d'incendie inséparable de pareils établissements. On lui
prescrirait d'avoir des fourneaux isolés et solidement
construits, une hotte large sur chacun d'eux et des
cheminées élevées ; des chaudières avec des couver-
cles disposés de manière à pouvoir s'abaisser et étouffer immédiatement le suif enflammé ; de border en
couches épaisses de plâtre et de colle tout l'intérieur

de la fonderie, de manière à ce qu'aucune pièce de bois ne reste à nu ; enfin d'avoir toujours sous la main un réservoir d'eau. Mais là n'est point le point essentiel et il restera toujours celui des odeurs pyrogénées, causes morbides et insalubres de répugnance et de dégoût.

Les fonderies de suif au bain-marie peuvent devenir aussi funestes et aussi nauséabondes que celles à feu nu. Telle est, du reste, l'opinion d'autorités en pareille matière, notamment M. Gaultier de Claubry (Dict. d'ind. manuf., commerciale et agricole, art. Suif).

Les plus grands égards sont dus, au point de vue de la salubrité, à l'ouvrier rivé à son atelier, aux boutiquiers, à la population d'un quartier aggloméré, à ceux enfin qui, pour la plupart, ne perçoivent souvent dans leurs demeures, dans leurs réduits, que le contingent strictement nécessaire d'air, très-fréquemment altéré déjà par l'insalubrité inhérente aux lieux habités ou aux industries diverses. Et telle est la situation du quartier où le sieur Hinsling (Eugène) demande à rétablir une fonderie de suif.

Par ces considérations, le Conseil conclut au rejet de la demande.

Commissaires : MM. LEROY, BROSSARD DE CORBIGNY.

JEANNIN, *Rapporteur.*

Adopté le 4 mai 1861.

Fabrique de chapeaux du sieur Courcoul,
place Cupif.

Le sieur Courcoul, fabricant de chapeaux, place Cupif, demande à être autorisé à exercer son industrie dans le local qu'il occupe.

La fabrique de chapeaux du sieur Courcoul occupe plusieurs étages d'une maison située à l'angle de la place Cupif et de la rue du Petit-Prêtre. Parmi les différents ateliers qui y sont établis, deux surtout attirent l'attention par les inconvénients et les dangers dont ils peuvent être la cause, et en raison des plaintes dont ils ont été le sujet.

L'atelier de teinturerie, placé au rez-de-chaussée de la maison, est éclairé par une devanture vitrée existant sur la place Cupif et par la porte d'entrée donnant sur une cour commune à quelques voisins. De deux chaudières qui y sont établies, s'échappe une masse considérable de vapeur d'une odeur peu agréable, laquelle n'a d'issue que par quelques ouvertures pratiquées à la partie supérieure de la devanture et de la porte de l'atelier. Les plaintes émises par les voisins ne sont pas sans fondement, car il existe telle maison contiguë dont les ouvertures se trouvent au niveau de la porte même qui donne passage à la plus grande masse de vapeur. En établissant au-dessus de cette porte une hotte ou cheminée qui recevrait la vapeur des chaudières pour la porter jusqu'à la partie supérieure de la maison, on ferait disparaître ces incommodités.

A l'étage supérieur et immédiatement sous les toits, se trouve un séchoir chauffé par un poële en fonte qui, avec ses tuyaux en tôle, se trouve presque en contact avec la toiture même et peut devenir ainsi une cause d'incendie. Le Conseil demande la suppression de ce séchoir, qu'il est aisé d'établir dans un lieu plus convenable.

Les autres ateliers de cette fabrique ne semblent pas devoir être un sujet de plaintes pour le voisinage.

Les inconvénients signalés peuvent facilement disparaître, et, sous ces réserves, il y a lieu d'accueillir favorablement la demande.

Commissaires : MM. V. Laroche, Jeannin.

Leroy, *Rapporteur.*

Adopté le 28 mai 1861.

Vernissage des poteries.

Une Commission prise dans le sein du Conseil a été chargée de répondre au programme de l'enquête relative au vernissage des poteries, envoyé par M. le Ministre de l'agriculture, du commerce et des travaux publics. Voici les questions et les réponses.

D. — Le département est-il le siége d'une fabrication de poteries ?

R. — Dans l'arrondissement d'Angers existe une seule fabrique de poteries. Elle est située à Gonnord et peu importante. Ses produits ne sortent pas de la localité. Chemillé et Vihiers sont les deux villes avoisinantes dans lesquelles se trouvent quelques dépôts de ces poteries.

D. — Quels sont les procédés de fabrication ? Les préparations de plomb ou de cuivre entrent-elles dans la composition des vernis ?

R. — Les procédés de fabrication sont ceux habituellement employés pour les poteries communes ; les préparations de plomb et non celles de cuivre entrent dans la composition de leur vernis.

D. — L'oxyde de plomb est-il vitrifié à la surface à l'état de silicate, ou est-il simplement fondu?

R. — L'oxyde de plomb est le plus souvent vitrifié à la surface à l'état de silicate plus ou moins bien formé ; quelquefois l'oxyde de plomb y est simplement fondu.

D. — Les poteries sont-elles susceptibles d'être attaquées à froid ou par l'action de la chaleur, par les acides faibles, tels que l'acide acétique dilué ou l'acide nitrique étendu, ou par les aliments acides, tels que la salade, les conserves au vinaigre, les fruits acides, le lait plus ou moins aigri?

R. — Les échantillons de poterie qui ont été envoyés de la fabrique de Gonnord nous ont semblé devoir être classés en trois catégories.

Ceux de la première ont été facilement et promptement attaqués, même à froid, non-seulement par l'acide azotique du commerce à 35 degrés étendu de vingt fois son poids d'eau, mais encore par le vinaigre et même par ce dernier acide affaibli de quatre fois son volume d'eau. L'acide sulfhydrique et le chromate de potasse ont fait naître dans la liqueur un abondant précipité.

Les échantillons de la deuxième catégorie, après un contact de deux heures à froid avec les mêmes liqueurs acides employées dans la première opération, n'ont été que légèrement attaqués par l'acide azotique étendu et aucunement ni à froid ni à chaud par le vinaigre. Dans le premier de ces acides seulement, l'acide sulfhydrique a produit un précipité peu abondant ; le chromate de potasse a produit un trouble peu sensible.

Les échantillons de la troisième catégorie ont résisté même à une température de 100 degrés au vinaigre et à l'acide azotique étendu. La durée du contact a été de deux heures ; les réactifs déjà employés n'ont décelé dans la liqueur azotique que quelques traces de plomb. A froid, après un contact de soixante-douze heures, ces échantillons n'ont point été attaqués par l'acide azotique étendu.

D. — Les procédés de fabrication seraient-ils susceptibles de perfectionnement? En particulier pourrait-on, sans modifier considérablement les conditions de la fabrication et le prix de revient des produits, ajouter à l'oxyde de plomb qui doit former le vernis une certaine quantité de sable, de manière à le vitrifier par une cuisson suffisante?

R. — Les résultats obtenus dans la première opération indiquent assez que les procédés de fabrication sont susceptibles de perfectionnement. L'addition du sable à l'oxyde de plomb et une cuisson suffisante pour vitrifier le mélange ne semblent pas devoir modifier les conditions de la fabrication de Gonnord, ni augmenter beaucoup le prix de revient de ses produits.

D. — L'interdiction d'employer pour les vernis les préparations de plomb seules et sans mélange de sable jetterait-elle une grande perturbation dans l'industrie de la localité?

R. — L'interdiction d'employer pour les vernis les préparations de plomb seul et sans mélange de sable ne pourrait jeter aucune perturbation dans l'industrie de la localité, parce que la fabrique de Gonnord est peu importante ; la plupart de ses produits, du reste, sont recouverts d'un vernis de silicate de plomb plus ou moins bien vitrifié, pour un petit nombre seulement est employé l'oxyde de plomb seul.

Commissaires : MM. CADOT, BROSSARD DE CORBIGNY.

A. LEROY, *Rapporteur.*

Adopté le 4 décembre 1861.

En adressant à M. le Préfet ses réponses au programme envoyé par M. le Ministre, le Conseil a de plus chargé sa Commission de rédiger les observations suivantes :

Monsieur le Préfet,

Le Conseil d'hygiène, dans sa séance du 4 de ce mois, après lecture faite du rapport de la Commission sur la fabrique de poteries de Gonnord, a pensé que sans attendre la décision ministérielle concernant les établissements du même genre, il était de son devoir de prier la même Commission de vous signaler les inconvénients pouvant résulter de l'usage des poteries classées dans la première catégorie du rapport. Ces poteries, dont le vernis plombique sans mélange de sable est attaqué par le vinaigre même étendu d'eau, peuvent donner lieu à des accidents graves. C'est à des vases recouverts d'un vernis de cette nature que doivent être attribués les symptômes d'empoisonnement survenus il y a quelques années dans une famille du faubourg Saint-Michel. Il serait donc à désirer qu'il fût immédiatement prescrit au fabricant de poteries de Gonnord de ne plus employer l'oxyde de plomb seul à la préparation de ses vernis, mais de toujours ajouter à celui-ci une certaine proportion de sable, de manière à le vitrifier par une cuisson convenable.

Veuillez, etc.

Dépôt d'huile de schiste.

———

Le sieur Menard, ferblantier-lampiste, demeurant
43, rue Plantagenet, a adressé à M. le Préfet une pétition par laquelle il demande à être autorisé à établir
dans les caves de son magasin un dépôt d'huile de
schiste; il expose dans sa demande la méthode qu'il
suit pour transporter, transvaser et débiter ce produit
et fait valoir les diverses considérations propres à faire
accueillir favorablement sa demande, à laquelle il joint
un plan des lieux.

Le procès-verbal d'enquête contient les observations
de quatre personnes qui se plaignent de la mauvaise
odeur qui s'exhale du dépôt d'huile de schiste, principalement lorsqu'on opère le transvasement de ce liquide. Les voisins du sieur Menard déclarent que cette
odeur est très-préjudiciable à l'exercice de leurs diverses industries; l'un d'eux craint en outre la possibilité d'un incendie.

M. le Maire d'Angers, dans son avis personnel, demande qu'il soit prescrit au pétitionnaire de construire
une cheminée d'appel partant de ses caves et venant
déboucher au-dessus des combles de la maison.

M. le Préfet, en transmettant au Conseil le dossier de cette affaire y a joint, à titre de renseignement, un extrait du rapport général sur les travaux du Conseil d'hygiène de la Seine, faisant connaître les conditions imposées à Paris aux établissements analogues.

La Commission s'est transportée sur les lieux et a visité les magasins du sieur Menard. Comme l'indique le plan fourni par lui, le dépôt de l'huile de schiste consiste en deux caves superposées, aérées par des soupiraux donnant sur la rue Plantagenet et sous le portail de la maison. Dans la première cave il n'existe qu'un petit dépôt d'huile contenue dans deux bidons de 60 litres environ de capacité : c'est là que s'opère le commerce de détail. Dans la seconde cave il existe un plus grand dépôt; la Commission a remarqué trois fûts en métal pouvant contenir chacun 300 litres.

Les deux caves sont solidement construites et voûtées. Elles ne renferment pas de matières combustibles. La Commission a d'ailleurs constaté que l'huile débitée par le sieur Menard ne s'enflamme pas à la température ordinaire par le contact d'un corps allumé ; pour que l'inflammation ait lieu, il faut que l'huile soit chauffée ou qu'elle se trouve dans la mèche d'une lampe. Les dangers d'incendie paraissent peu redoutables, néanmoins comme il importe de les éviter par tous les moyens possibles, la Commission est d'avis de prescrire au sieur Menard l'emploi d'une lampe de sûreté pour pénétrer dans le dépôt principal, situé dans la cave inférieure.

En ce qui concerne l'odeur qui peut s'exhaler dans

la rue Plantagenet, il n'a pas paru à la Commission
que cette odeur pût porter préjudice aux voisins du
sieur Menard ; l'un d'eux a prétendu que les passants
étaient impressionnés d'une manière fâcheuse au voisinage du soupirail et que le côté de la rue où il se
trouve serait déserté au profit du côté opposé. Cette
assertion n'a pas paru suffisamment fondée pour exiger l'emploi de mesures spéciales ; aussi la Commission n'est-elle pas d'avis de prescrire la fermeture du
soupirail.

Quant à l'odeur qui se répand dans la maison, il est
vrai que cette odeur est très-sensible dans l'escalier
entre le rez-de-chaussée et le premier étage ; mais en
arrivant sur le palier, l'odeur de l'huile devient presque
insensible et fait place aux exhalaisons qui proviennent d'un dépôt de fromages situé dans la même maison. Cette odeur, qui est très-prononcée, ne laisse pas
percevoir celle de l'huile, et la Commission pense
qu'une grande partie des plaintes élevées contre le
pétitionnaire pourraient plus justement être formulées
contre l'industrie voisine de la sienne.

Les émanations empyreumatiques deviennent, il est
vrai, plus abondantes lors du transvasement, mais cet
inconvénient n'est pas assez grave pour exiger l'emploi d'une cheminée d'appel demandée par M. le Maire.
La porte de la cave n'est formée actuellement que
d'une simple claire-voie, or, l'odeur serait considérablement affaiblie en substituant à cette fermeture une
autre clôture plus parfaite. La Commission a aussi
considéré que la pose d'une cheminée d'appel exigeant

le percement de voûtes épaisses et devant s'élever au-dessus de la maison, entraînerait une dépense qui ne serait peut-être pas suffisamment justifiée.; enfin elle a eu égard à l'intention déclarée par le sieur Menard de quitter en juin prochain le local qu'il occupe aujourd'hui, pour transférer son dépôt dans une autre partie de la maison.

Par toutes ces raisons, la Commission n'estime pas qu'il y ait lieu d'imposer au pétitionnaire toutes les conditions adoptées par le Conseil d'hygiène de la Seine, ni même celles qui sont demandées par M. le Maire d'Angers ; elle propose d'émettre un avis favorable à la demande du sieur Menard, en fixant comme il suit les conditions qu'il devra observer :

1o Limiter son approvisionnement à 10 hectolitres.

2o Fermer par de doubles portes pleines l'entrée des deux caves.

3o Ne pénétrer dans le dépôt principal qu'au moyen d'une lampe de sûreté.

Enfin, dans le cas où le sieur Menard viendrait, soit à prolonger l'occupation des lieux où se trouve son dépôt au delà de ses prévisions actuelles, soit à augmenter son approvisionnement, l'administration se réserverait de lui prescrire telles nouvelles mesures qu'il appartiendrait.

Commissaires : MM. RICHARD, LEROY.

BROSSARD DE CORBIGNY, *Rapporteur.*

Les conclusions de ce rapport ont été discutées par le Conseil dans la séance du 11 décembre 1861 et les mesures proposées ayant paru insuffisantes spécialement en ce qui concerne la question importante du *transvasement,* la Commission s'est transportée de nouveau chez le sieur Menard pour étudier une seconde fois les conditions qu'il y a lieu de lui imposer. A la suite de ce nouvel examen, la Commission persiste à croire que les soupiraux des caves ne peuvent avoir d'inconvénient notable et qu'ils ne doivent pas être fermés. Celui qui a été désigné comme s'ouvrant sous le portail de la maison vient déboucher sous un escalier en partie extérieur à ce portail et communiquant avec la cour par une très-large ouverture qui ne peut se fermer. La cage de l'escalier est au contraire close par une porte; l'odeur qui peut s'exhaler du soupirail ne saurait donc pénétrer dans l'escalier; au contraire, elle se dégage naturellement sur la cour, et d'ailleurs ce soupirail appartenant à la cave du détail, n'exhale qu'une très-faible odeur, ainsi que la Commission s'en est assurée.

L'odeur qui existe dans l'escalier de la maison ne peut donc provenir que de celui de la cave, les doubles portes mentionnées dans le précédent rapport obvieront à cet inconvénient.

En ce qui concerne le transvasement de l'huile des tonneaux dans les bidons, il sera utile de prescrire au sieur Menard de l'opérer en dehors de la maison. Le transvasement se faisant au moyen d'une pompe et étant presque toujours accompagné d'épanchement

plus ou moins considérable de liquide, est certainement la principale cause de l'odeur. La situation de la
maison devra donc devenir très-satisfaisante par la
suppression de cette opération, et la Commission propose d'ajouter la prescription suivante à celles qui ont
été indiquées dans son précédent rapport :

Le sieur Menard ne pourra opérer dans la maison
de la rue Plantagenet le transvasement de l'huile des
tonneaux dans les bidons; il devra effectuer cette opération dans un local choisi par lui de manière à n'incommoder personne et ne pourra introduire dans ses
caves que des bidons métalliques hermétiquement
fermés.

Commissaires : MM. RICHARD, LEROY.

BROSSARD DE CORBIGNY, *Rapporteur*.

Adopté le 31 décembre 1861.

Abattoir privé.

Le sieur Baron demande l'autorisation d'établir un abattoir privé en la commune des Ponts-de-Cé.

La Commission s'est transportée sur le terrain qui doit servir d'emplacement à l'abattoir projeté. Ce terrain est situé à plus d'un kilomètre des dernières maisons de la ville, il est contigu au chemin du Bois-Daveau et à la rampe du Louet, à 200 mètres au moins de la route nº 161, d'Angers aux Sables, et à 40 mètres environ de la maison du sieur Vary, qui est la seule dans le voisinage ; il est séparé de son jardin par un mur de clôture. Sa configuration représente un vaste creux ou bassin évasé presque au niveau des eaux du Louet, dont les eaux s'infiltrent jusque-là et se font remarquer à peu de profondeur dans un trou pratiqué en cet endroit. Le sous-sol est sablonneux et recouvert par une couche peu épaisse de terre végétale. Tout à l'entour il y a des plantations d'arbres, et du côté opposé à la chaussée une haie vive très-élevée. Il a servi pendant plus de soixante ans de voirie aux chevaux morts ou abattus, et il n'y a pas plus de huit ans que la commune l'a vendu au propriétaire actuel. A cette époque la chaussée n'existait pas, et les débordements fréquents et faciles entraînaient les cadavres et les dispersaient à travers la campagne, où ils se putréfiaient en plein air et où ils étaient dévorés par les chiens. Personne alors ne se plaignait de cet état de choses aussi déplorable que dangereux.

Le sieur Baron a donné à la Commission les détails les plus satisfaisants sur ses projets. Voici les principaux : Il exhaussera le sol par des remblais et ne construira la tuerie qu'à 20 mètres du jardin Vary, près duquel seront seulement des écuries ; il élargira la chaussée de 2 à 3 mètres pour établir la porte d'entrée dans une espèce d'enfoncement, de manière à l'éloigner du chemin. Cette porte s'ouvrira dans une cour de 8 mètres carrés, au fond de laquelle sera construit l'abattoir sur le modèle en petit de celui d'Angers, puisqu'il n'aura que 8 mètres carrés ; il sera entouré d'un mur de clôture de 2 mètres de hauteur. C'est ainsi qu'il sera isolé à 20 mètres du jardin Vary et à 11 du chemin ou chaussée.

Son sol sera dallé en ardoises ou en pierres dures inclinées de manière à faciliter l'écoulement des eaux de lavage dans une citerne recouverte. Il y aura un système d'aération et des fosses pour recevoir les fumiers qui peuvent toujours être enlevés sans incommoder personne et sans nuire à la salubrité. L'eau existe là en abondance pour tout laver, et le Louet pourrait au besoin recevoir les débris qu'il serait plus prompt et plus hygiénique d'y noyer que de les enfouir ou de les laisser à l'air.

Une autre considération bien importante et sans laquelle aucun abattoir ne devrait être toléré, c'est que celui dont il est question pourra facilement être surveillé et inspecté par les agents de l'autorité qui ne manquent jamais de passer dans son voisinage, et dans un tel lieu et avec de telles conditions, cet abattoir sera aussi complet et aussi peu insalubre que possible, sans inconvénients sérieux pour de rares passants, pour les animaux qu'il né saurait effrayer, ni pour le sieur Vary, qui est là seul et à une assez grande distance pour ne rien ressentir. Bien plus, la Commission pense que la résolution de M. Baron de tuer ainsi loin des Ponts-de-Cé, enlèvera à cette ville un foyer d'infection et de répugnance pour la population agglomérée au centre de laquelle il se trouvait, et qu'il serait avantageux à la santé publique de voir les cinq bouchers de la localité imiter cet exemple ou se réunir pour fonder une tuerie commune sous le patronage de l'administration, si celle-ci jugeait opportun d'intervenir.

M. Baron tue par semaine deux bœufs ou vaches et vingt moutons ou veaux. Le sang est recueilli dans des barriques pour être conduit tous les quatre jours à l'abattoir d'Angers, où il est acheté par les garçons bouchers de cet établissement, qui en font un commerce spécial, dont le bénéfice est une récompense et un encouragement pour eux. Cette coutume subsistera dans l'abattoir à construire, et nous n'y voyons rien à redire.

Il est donc évident, d'après ce qui précède, que la demande de M. Baron est des mieux fondées, et la Commission propose d'y faire droit aux conditions ci-dessus mentionnées.

Commissaires : MM. V. LAROCHE, JOUVET.

JEANNIN, *Rapporteur*.

Adopté le 18 janvier 1862.

Dépôt d'huile de schiste.

Le sieur Menard, lampiste à Angers, a été autorisé par un arrêté préfectoral conforme à l'avis du Conseil d'hygiène, à établir un dépôt d'huile de schiste dans les caves de la maison qu'il habite, rue Plantagenet, mais à la condition formelle d'établir son principal entrepôt et d'opérer le transvasement de l'huile de schiste dans un local isolé et spécial.

Par suite de cette injonction, le sieur Menard a présenté à M. le Préfet une nouvelle demande, à l'effet d'obtenir l'autorisation d'établir l'entrepôt dont il s'agit dans un hangar appartenant au sieur Tesson-Janneau, et situé faubourg Saint-Michel.

Cette nouvelle demande ayant été renvoyée au Conseil, la Commission qui avait précédemment étudié cette affaire a été chargée de l'examiner.

La Commission a visité le local où le sieur Menard se propose d'établir son entrepôt. Il consiste en un hangar assez vaste, actuellement rempli de planches et autres matériaux, mais qui sera évacué par le locataire actuel à la Saint-Jean prochaine, époque de l'entrée en jouissance du sieur Menard.

Ce local devant nécessairement, en raison de son étendue, servir à d'autres usages qu'à la conservation de l'huile de schiste, la Commission a considéré comme indispensable de prescrire au pétitionnaire la construction d'un mur ou cloison de refend destiné à isoler complétement le dépôt de l'huile du reste du magasin, de telle sorte qu'aucune matière autre que l'huile de schiste ne se trouve conservée dans le même local que celle-ci. En outre, il est utile de prescrire au pétitionnaire de ne pénétrer la nuit dans ce local qu'au moyen d'une lampe de sûreté. Cette précaution, déjà formulée par le Conseil comme obligatoire pour le dépôt principal situé précédemment rue Plantagenet, doit naturellement être conservée pour l'entrepôt dont l'autorisation est actuellement sollicitée.

Plusieurs oppositions ont été formulées au procès-verbal d'enquête contre l'établissement dont il s'agit. Elles n'ont pas paru à la Commission être suffisamment fondées pour faire refuser l'autorisation. Celles de M. le Directeur et de M. l'Aumônier des prisons se rapportent à des édifices tellement éloignés du dépôt projeté, que les inconvénients qui pourraient en résulter sont absolument insensibles à de pareilles distances. Les autres réclamations ont été formulées par des voisins plus immédiats de l'établissement en question, néanmoins la disposition des lieux et les précautions qui devront être prescrites ont paru à la Commission offrir toutes les garanties désirables. En effet, le hangar où seront déposées les huiles s'ouvrant sur une cour bien aérée, l'odeur ne pourra être ressentie que d'une manière imperceptible par les voisins, et les dangers de l'incendie seront évités par la lampe de sûreté.

En conséquence, Messieurs, votre Commission a l'honneur de vous proposer d'émettre un avis favorable à la demande du sieur Menard, en imposant toutefois à celui-ci les deux prescriptions suivantes :

1º Isoler complétement le dépôt des huiles du reste du hangar au moyen d'un mur en bonne maçonnerie, et ne conserver dans ce dépôt aucune autre matière que l'huile de schiste.

2º Ne pénétrer la nuit dans le dépôt qu'au moyen d'une lampe de sûreté.

Commissaires : MM. RICHARD, LEROY.

BROSSARD DE CORBIGNY, *Rapporteur*.

Adopté le 4 avril 1862.

Routoirs.

Par une délibération du 15 juin 1862, le Conseil municipal de la commune de Faveraye a demandé à M. le Préfet l'autorisation d'établir trois routoirs sur le cours des rivières du Lys et du Layon, dans l'étendue de ladite commune, le premier au Gué des Planches, le deuxième au Pré-Clos sur le Layon, et le troisième à la prairie Saint-Jean, près Thouarcé.

Cette demande a été renvoyée aux ingénieurs du département qui, dans leurs rapports des 28 et 29 août 1862, ont émis l'avis que le premier de ces routoirs, éloigné de toute habitation, pouvait être autorisé sans inconvénient; que le deuxième, situé au milieu de deux hameaux, ne pouvait l'être qu'autant qu'il serait reporté dans un autre emplacement plus convenable, par exemple au pont de la Poize, qui est isolé de points habités; enfin que le troisième devait être interdit à cause de sa proximité du moulin de Prieur, du hameau du Champ-d'Oiseau et surtout de la petite ville de Thouarcé. En tous les cas, les ingénieurs proposaient de soumettre ce projet à une enquête de *commodo et incommodo* dans les communes intéressées.

Cette enquête a eu lieu dans les communes de Faveraye et de Thouarcé.

Des oppositions nombreuses se sont produites dans la commune de Thouarcé. Deux propriétaires de la localité, MM. Cormier et Larevellière-Lépeaux, auxquels se sont joints un grand nombre d'habitants du bourg, se sont élevés contre l'établissement du routoir projeté dans la prairie Saint-Jean, et prétendent même que les deux autres seront nuisibles à la santé publique en corrompant dans la saison d'été les eaux du Layon, dont le cours se réduit à cette époque de chaleur à un mince filet d'eau coulant au pied du bourg de Thouarcé, dont la mauvaise odeur infecterait les habitations.

L'enquête ouverte dans la commune de Faveraye n'a soulevé aucune opposition sérieuse au point de vue de la salubrité. Deux propriétaires seulement sont venus déposer au sujet de la gêne que la situation de ces routoirs causerait à leurs domaines par le passage des cultivateurs qui amèneraient leurs lins et leurs chanvres au rouissage.

Le Conseil municipal de Faveraye, après avoir pris connaissance de l'enquête, a cru devoir renoncer par une délibération du 12 novembre 1862 à l'établissement des deux derniers routoirs projetés et borner sa demande à l'établissement du premier, qui serait situé au gué des Planches, sur le Lys, dans une étendue de 50 mètres en amont et 50 mètres en aval de ce gué.

Par suite de ce désistement, la question soumise au Conseil d'hygiène se réduit aujourd'hui à examiner si le routoir projeté au gué des Planches peut être autorisé sans inconvénients pour la santé publique.

Le lieu habité le plus voisin du gué des Planches est le village de la Guimardière, qui en est éloigné de 500 mètres environ. On ne peut guère admettre qu'à une aussi grande distance les exhalaisons qui sortiront des eaux putréfiées par le rouissage puissent avoir une influence quelconque sur la santé des habitants de ce village. Ceux-ci ne seront pas même gênés par l'odeur qui pourrait s'échapper des bords du routoir.

Quant à l'influence de la corruption des eaux sur la santé des habitants du bourg de Thouarcé, il est permis de croire que les craintes exprimées à ce sujet dans l'enquête sont exagérées. Le gué des Planches est situé à la distance d'au moins 8 kilomètres en amont du bourg de Thouarcé. Avant d'arriver à ce bourg, le mince filet d'eau qui emportera avec lui les matières putrescibles déposées dans le routoir, aura certainement abandonné dans son cours la plus grande partie de ces matières et ne portera aucune atteinte à la salubrité du bourg.

La Commission a été en conséquence unanime pour admettre l'innocuité du routoir projeté au gué des Planches sur le Lys, et elle propose au Conseil d'émettre un avis favorable à ce projet.

Commissaires : MM. E. LAROCHE, A. LEROY.

RICHARD, *Rapporteur*.

Adopté le 11 avril 1863.

Destruction des rats.

———

Le 25 novembre 1862, M. le Préfet consultait le
Conseil sur les moyens de détruire les rats dans la
prison d'Angers, où ils étaient en telle quantité qu'ils
y causaient de grands dégâts et empêchaient, par leur
vacarme, le repos de la nuit.

Après une discussion préliminaire sur cet objet, vos
Commissaires se transportèrent sur les lieux et cons-
tatèrent que la principale cause qui attirait les rats
dans la prison résidait dans les dépôts de noix placées
dans les cellules et ailleurs pour être cassées par les
prisonniers et être livrées ensuite à la fabrication de
l'huile.

Dès lors une première indication se présentait, celle
d'éloigner cette cause en supprimant les dépôts de
noix ; mais on ne pouvait le faire sans nuire à une industrie importante et au bien-être des prisonniers
eux-mêmes. Il fallait donc y renoncer.

L'empoisonnement des rats fut proposé, mais il
occasionna des appréhensions. Les cadavres en décomposition sous les parquets et ailleurs ne nuiraient-

ils pas à la salubrité du local et ne rendraient-ils pas des cellules inhabitables?

Sur l'avis d'un de ses membres, M. Leroy, la Commission a résolu d'expérimenter un moyen préventif, l'emploi du chlorure de chaux, préconisé par quelques journaux qui ont donné l'assurance que, par son odeur forte et pénétrante, cette substance mettait les rats sûrement en fuite. Cette expérience fut donc tentée d'après une consultation donnée, le 2 décembre, à la prison même. Trente kilogrammes de chlorure furent employés, divisés en une grande quantité de doses jetées sur le sol, déposées et renouvelées dans les lieux fréquentés par les rats. D'abord ceux-ci semblèrent disparaître momentanément, mais ils revinrent bientôt et pullulèrent en nombre aussi formidable, lorsque le chlorure plus ou moins évaporé cessa de faire sentir son odeur et son action.

Bientôt le Conseil, qui s'était réservé de prescrire des moyens plus énergiques dans le cas où le chlorure viendrait à échouer, fut sollicité par de nouvelles plaintes. Il se réunit de nouveau, le 1er mai 1863, pour retomber encore dans les mêmes hésitations, reculer devant l'empoisonnement et l'idée de l'infection possible de la prison par la putréfaction des cadavres. Une longue énumération des moyens préventifs eut lieu, tous furent considérés comme étant insuffisants.

M. le docteur Mirault offrit alors d'écrire à M. Chevallier, membre du Conseil de salubrité de la Seine, pour lui demander des renseignements sur ce qui se

pratique pour détruire les rats dans les grands établissements de Paris. Dans sa réponse, M. Chevallier
dit : « Le moyen le plus général est la pâte phospho-
« rée, et jusqu'à présent on ne s'est pas plaint des
« effets que vous redoutez. Dans une grande fabrique
« on a un chien qui détruit les rats avec une intelli-
« gence et une activité qui le rendent précieux pour
« cet établissement, mais il faut avoir un de ces ani-
« maux.

« Chez moi, à la campagne, je détruis les souris et
« les rats, et je suis voisin d'un boucher qui a un
« abattoir, avec la pâte phosphorée. Ils sont bien dé-
« truits et je n'ai pas encore éprouvé d'inconvénients
« de ce mode de destruction. L'emploi de l'arsenic
« donnerait lieu aux mêmes avantages. Je crois donc
« qu'il faut que vous ayez recours à l'emploi de la
« pâte phosphorée. »

En résumé de ce qui précède il résulte :

1º Que l'emploi des préventifs est incertain et même
inefficace, que dès lors et dans la circonstance il y a
lieu d'y renoncer ;

2º Que la destruction par les piéges, les souricières
et autres engins est trop lente et toujours incomplète ;

3º Que dans les établissements de Paris où les rats
sont empoisonnés, l'infection par les cadavres en décomposition ne s'est pas fait sentir, que par conséquent elle est moins redoutable qu'on avait pu le
penser, qu'il n'y a pas lieu de la prendre plus longtemps en considération.

En conséquence, le Conseil est d'avis que l'empoisonnement des rats sera conseillé et qu'il sera pratiqué en plaçant le poison dans les galeries souterraines, à l'orifice des égoûts, aux endroits enfin fréquentés par les rats et inaccessibles aux prisonniers, de manière qu'il n'y ait aucun danger pour ceux-ci; qu'on emploiera la pâte phosphorée de bonne qualité ou, au choix de l'autorité, la pâte arsenicale pour la destruction des animaux nuisibles, autorisée par un arrêté du Ministre provisoire de l'agriculture et du commerce, en date du 28 mars 1848, et dont voici la formule :

Suif fondu . . . . , ...   1000 grammes.
Farine de froment   1000   —
Acide arsénieux en poudre très-fine.   100   —
Noir de fumée   10   —
Essence d'anis   1   —

Faites fondre le suif dans une terrine, à feu doux, ajoutez-y les autres substances et mélangez exactement.

Cette préparation peut être employée pour la destruction des animaux nuisibles, soit seule, soit mélangée avec partie égale de pain émietté ou de toute substance recherchée par les animaux qu'on veut détruire (par exemple les noix écrasées pour les rats).

Commissaires : MM. JOUVET, A. LEROY.

JEANNIN, *Rapporteur.*

Adopté le 29 juin 1863.

Tissus imperméables.

Une demande est adressée à M. le Préfet par MM.
Grassin, Defray et Picard dans le but d'obtenir l'autorisation d'établir une fabrique de tissus imperméables.

Situées sur le boulevard de Laval, mais séparées
de celui-ci par un jardin et un passage de plus de 50
mètres de longueur, les constructions destinées à cet
établissement étaient autrefois occupées par les ateliers de M. Montalant. A ces constructions se trouve joint
un vaste terrain nu. Sur les lieux mêmes deux des
associés nous ont donné tous les renseignements désirables sur les chaudières, fourneaux et machines
qu'ils ont le projet d'établir et sur la nature des substances qui seront employées dans leur usine.

1º Un fourneau complétement isolé doit être construit sur une portion du terrain nu, à 10 mètres d'un
mur de jardin avoisinant et à pareille distance de l'u-
sine même, sans communication aucune avec celle-ci.
Ce fourneau doit recevoir une chaudière destinée à la
cuisson des huiles, qui seront chauffées à une température qui ne dépassera pas 200 degrés, afin de leur

enlever simplement leur humidité, de brûler les matières organiques qu'elles contiennent, et enfin de faciliter leur combinaison avec les oxydes plombiques.

2º Une petite machine à vapeur (système Calla), de la force de six chevaux, sera établie à 50 mètres environ du boulevard de Laval et à une assez grande distance de toute habitation. Cette machine doit servir à communiquer le mouvement à un métier destiné à fabriquer les tissus et à faciliter leur transport au séchoir.

3º Les substances qui avec l'huile doivent servir à composer l'enduit imperméable sont mélangées à froid ; leur odeur est à peu près nulle, elles ne peuvent avoir d'influence fâcheuse sur la santé des ouvriers ; elles consistent principalement en matières tinctoriales astringentes de nature organique.

4º Il sera établi de vastes séchoirs couverts, qui se trouveront également éloignés et séparés par un mur des propriétés voisines.

Depuis longtemps, deux fabriques de tissus imperméables fonctionnent, l'une aux portes d'Angers, l'autre dans la ville même, sans avoir donné lieu à aucune plainte, et les procédés employés dans ces fabriques diffèrent peu de ceux qui doivent être mis en pratique dans l'établissement projeté. Lors de l'enquête qui a été établie, aucune opposition n'a eu lieu, et en effet l'emplacement choisi et sa distance de toute habitation semblent ne devoir soulever aucune plainte sérieuse. La cuisson de l'huile opérée à 200 degrés ne doit donner lieu qu'à un faible dégagement de gaz, dont l'odeur ne doit être ni gênante ni nuisible, à raison de l'isolement de cette partie de l'établissement. Les dangers d'incendie sont prévus d'abord par la distance du fourneau à la fabrique même, puis par l'éloignement des habitations, et enfin par un système de fermeture de la chaudière et de la cheminée du fourneau qui permettra d'étouffer immédiatement la flamme provenant de la combustion de l'huile, si celle-ci venait accidentellement à s'enflammer. Quant aux autres parties de l'établissement qui renferment la machine à vapeur, les séchoirs ou les magasins, il ne paraît pas qu'elles puissent devenir une cause de danger ou de gêne soit pour le voisinage, soit pour les ouvriers employés dans cet établissement. D'après ces considérations, le Conseil pense que l'autorisation d'établir une fabrique de tissus imperméables dans le lieu désigné peut être accordée à MM. Grassin, Defray et Picard.

Commissaires : MM. Drouet, Jeannin.

A. Leroy, *Rapporteur.*

Adopté le 3 juillet 1863.

Fabrique de suif.

Une demande est formée par le sieur Guillory, à l'effet d'obtenir l'autorisation d'établir une fabrique de suif d'os près de la ville d'Angers.

Le sieur Guillory, qui déjà exerce son industrie depuis quelque temps, a installé une fabrique de suif d'os dans l'ancienne usine à tuyaux de M. H. Trottier, située route de Morannes, près la Tour-Bouton. A 50 mètres de cette route s'élève un long bâtiment entièrement construit en planches, dans l'intérieur duquel et à son extrémité la plus rapprochée de la route, est établie une chaudière dont le fourneau est relié à une ancienne cheminée de l'usine s'élevant isolément en dehors du bâtiment. Cette chaudière, dite autoclave, qui peut recevoir 100 kilos d'os, a semblé dans de bonnes conditions; munie d'une soupape de sûreté, elle fonctionne sans donner lieu à aucun dégagement de vapeur pendant la cuisson des os.

Les autres parties du bâtiment contenaient une assez grande quantité d'os ayant déjà été livrés ou destinés à être livrés à la cuisson.

Dans l'intérieur de ce local, on est vivement affecté

par l'odeur nauséabonde provenant tout à la fois des os accumulés, des graisses qui avaient été extraites et des vapeurs de la chaudière qui alors était ouverte et remplie d'un bouillon encore chaud. Cette odeur ne se faisait cependant que très-peu sentir dans l'espace avoisinant ce bâtiment. Sur la route de Morannes, à 100 mètres environ de la fabrique, nous étant placés dans des conditions favorables pour recevoir les miasmes que devait apporter le vent, l'odeur qui provenait de cette fabrique était si peu marquée que probablement elle n'eût pas fixé notre attention si celle-ci n'eût été éveillée. Une deuxième visite, faite à huit jours de distance de la première, n'a eu pour résultat que des appréciations identiques à celles qui précèdent.

Cependant, quoique la Commission n'ait pu dans ces deux circonstances constater les inconvénients pour le voisinage de l'odeur provenant de cet établissement, elle ne doute pas que ces inconvénients ne se soient parfois produits, mais elle pense que loin d'être permanents, ils n'ont dû se faire sentir qu'à d'assez rares intervalles, au moment par exemple de l'ouverture de la chaudière pour l'enlèvement des graisses; l'odeur provenant de cette opération faite sans précaution, a pu être portée au loin par certains vents, et motiver les craintes de M. le Maire d'Angers et les plaintes de quelques propriétaires voisins.

S'il faut, d'ailleurs, prendre en considération quelques-unes des plaintes, enregistrées dans le procès-verbal d'enquête, il semble que l'on doit aussi considérer comme digne d'intérêt la fabrique du sieur Guillory, qui achète les os de la localité, et en extrait un produit utile habituellement perdu.

Considérant qu'il serait facile de faire disparaître ou de diminuer d'une manière notable, même pour les personnes qui passent devant la fabrique, l'odeur qui se dégage pendant l'extraction du suif de la chaudière, qu'il suffirait pour cela de transporter celle-ci à l'autre extrémité du terrain, ce qui l'éloigne encore de la route de Morannes ;

Considérant que par sa situation cet établissement est bien aéré, qu'il est placé à une assez grande distance de toute habitation (105 et 270 mètres), que si quelquefois le vent a poussé les émanations odorantes jusqu'à quelques-unes de ces habitations, ce fait n'a dû être qu'exceptionnel, et qu'il deviendra de plus en plus rare si le sieur Guillory prend les précautions qui vont lui être indiquées;

Considérant que la valeur et l'agrément des propriétés voisines ne sauraient être diminuées par le fait de la fabrication améliorée,

La Commission est d'avis d'autoriser le sieur Guillory à maintenir sa fabrique de suif d'os dans le lieu où elle est, aux conditions suivantes :

1° La chaudière servant à l'extraction des suifs sera éloignée de la route de Morannes et transportée à l'autre extrémité des terrains, dans un petit bâtiment qui s'y trouve construit avec murs.

2° Le bâtiment où sera installée cette chaudière n'aura d'ouverture ni à son extrémité nord-ouest, ni sur le côté faisant face à la propriété de M. Lebrun. Les ouvertures destinées à aérer cette partie de l'atelier seront pratiquées à l'ouest et au sud-ouest, sur le côté dominant le pré de MM. Chiron et Repussard.

3º Les bouillons provenant de la cuisson des os, au lieu d'être déversés sans précaution sur le terrain environnant, ainsi qu'ils l'ont été jusqu'à ce jour, seront transportés à l'extrémité la plus reculée de l'établissement, dans une fosse entourée de murs et close à sa partie supérieure par un couvercle en planches. Cette fosse serait convenablement placée dans la partie la plus basse du terrain qui avoisine le pré ; les résidus qui pourront s'y déposer devront être enlevés assez souvent, afin que par une trop grande accumulation ils ne développent pas une odeur putride.

4º Il ne sera introduit dans la fabrique que des os dépouillés de leurs chairs ; les os qui arriveront à l'état frais et qui ne pourront être immmédiatement livrés à la cuisson étant susceptibles de répandre assez promptement une mauvaise odeur, seront déposés dans un petit bâtiment qui sera construit avec murs, et adjacent à celui de la chaudière. Eloigné de 80 mètres environ de la route de Morannes, ce bâtiment sera pourvu d'une cheminée d'aérage et n'aura d'ouverture que du côté du pré.

5º Le sieur Guillory devra veiller avec soin à la propreté générale de son établissement.

Enfin la Commission, tout en donnant l'avis favorable qui précède, pense que cet établissement doit être surveillé par l'autorité ; elle regrette que le sieur Guillory, au lieu d'obéir aux règlements sur la matière, ait organisé sa petite fabrique sans demander préalablement l'autorisation. La Commission ne saurait trop blâmer ce mépris ou cette indifférence du règlement qui pèse souvent sur les avis que pourrait formuler le Conseil d'hygiène et qui la plupart du temps prive l'industriel lui-même de conseils qui auraient pu lui profiter.

Commissaires : MM. Jouvet, Daviers.

A. Leroy, *Rapporteur*.

Adopté le 25 juillet 1863.

Magasin de chiffons.

M. le Préfet demande l'avis du Conseil sur l'établissement que le sieur Augeard désire établir rue de la Croix-Blanche, nº 18, à Angers.

La Commission désignée pour étudier cette question s'est transportée sur les lieux et y a trouvé un magasin de chiffons créé sans autorisation préalable. Dans une petite cour oblongue, ouvrant en face de la salle d'asile, se trouvent des amas de chiffons, de ferraille, et on est fortement impressionné par une odeur repoussante, nauséabonde et cadavéreuse s'exhalant de deux sacs remplis d'os en décomposition. Dans une pièce au fond de cette cour, existent de grandes provisions de chiffons assez inodores par eux-mêmes, mais aussi des peaux de lapin infectes.

Le sieur Augeard a dit qu'il ne conservait dans ce lieu que de petites quantités d'os et que son dépôt principal était dans le voisinage, rue de la Parcheminerie, nº 20. La Commission s'y est rendue immédiatement, et a trouvé dans une cave obscure, ouvrant sur la cour de Mme Danton, un tas d'os en putréfaction qu'on peut évaluer à plus de 1000 kilog. La cave et la cour en étaient infectées également, et cette infection incommodait le voisinage. Quand on a ouvert cette cave, un essaim de mouches *à viande* s'en est échappé; or chacun sait de quelles maladies graves ces insectes peuvent être la cause.

Considérant que le commerce seul de chiffons n'a par lui-même que de légers inconvénients, mais qu'il en est tout autrement de celui des os et des peaux qui sont, dans la circonstance, de dangereux foyers morbides d'infection et de puanteur, la Commission propose de tolérer les chiffons seulement, mais d'interdire très-formellement tout recèlement et entrée en ces lieux d'os, de peaux ou autres matières animales en quelque nombre ou petite quantité que ce puisse être. Elle profite aussi de cette occasion pour dire combien il serait prudent de redoubler de surveillance et de rigueur à l'égard de cette dernière industrie, partout où elle s'exerce à Angers, le plus souvent d'une manière ignorée ou déguisée.

Commissaires : MM. E. Laroche, Drouet.

Jeannin, *Rapporteur.*

Adopté le 11 août 1863.

Fabrique d'allumettes.

Le Conseil a chargé une Commission de visiter la
fabrique d'allumettes chimiques de M. Laumonier-Carriol et de rechercher, suivant l'invitation de M. le Préfet, quelle application il y aurait lieu de faire à cette
usine de la circulaire ministérielle du 20 juin 1860,
relative à ce genre d'industrie.

Par un arrêté du 6 décembre 1852, plusieurs conditions avaient été imposées au sieur Riotteau, prédé-
cesseur de M. Laumonnier-Carriol. Plusieurs d'entre
elles sont négligées, mais comme il a paru qu'il n'en
résultait ni danger ni inconvénient, la Commission
pense qu'il y aurait lieu de les faire disparaître du
nouvel arrêté qui sera rendu par M. le Préfet. Ainsi
on prépare à la fois plusieurs litres du mélange in-
flammable, mais il paraît difficile d'opérer autrement,
car telle est la consommation quotidienne de l'établissement, que quelquefois même on doit préparer
deux fois dans un jour la pâte phosphorique, et ce
serait multiplier outre mesure les détails de la mani-
pulation que de réduire à un litre la quantité traitée

chaque fois. D'ailleurs cette opération se fait au bain-marie et dans un local légèrement construit et séparé du reste de l'usine. En ce qui concerne les étuves de séchage, on y dépose des allumettes garnies de pâte, ce qui est contraire à l'arrêté de 1852, mais on remarquera que dans la circulaire ministérielle du 20 juin 1860, il est question de certaines circonstances qui peuvent produire dans ces étuves l'inflammation des allumettes, on admet donc évidemment que le séchage doit s'exécuter sur des allumettes déjà phosphorées, de sorte que la condition qui était imposée en 1852 doit être maintenant considérée comme inopportune.

Les autres conditions prescrites à cette époque sont observées et il en est de même de la plupart de celles qui sont contenues dans la nouvelle circulaire. Ainsi les opérations donnant lieu à des émanations phosphorées sont faites dans des ateliers spéciaux et bien ventilés; les étuves sont construites en briques, avec portes de fer pouvant fermer hermétiquement; le sol des étuves est couvert d'une couche de sable. Mais elles sont chauffées intérieurement au moyen de simples poêles dont les tuyaux circulent dans l'intérieur de l'étuve. Au premier abord cette disposition paraît peu rationnelle, car elle peut donner lieu à des inflammations plus fréquentes que si le chauffage était fait de l'extérieur ou par des conduits d'eau chaude ou de vapeur. La Commission pense toutefois qu'on peut le tolérer, à cause de la disposition des étuves, qui peuvent très-rapidement être fermées d'une manière hermétique, ce qui empêche l'inflammation de se propager.

En résumé, la Commission propose de fixer comme suit les conditions qui devront être imposées à M. Laumonier-Carriol :

Conserver les articles 1, 2 et 3 de la circulaire de 1860.

Remplacer le paragraphe 4 par la disposition suivante :

Le chauffage des étuves par des poêles intérieurs ne pourra être conservé qu'autant que ces étuves demeureront construites en matériaux incombustibles et seront susceptibles d'être fermées hermétiquement par des portes en fer.

Remplacer les paragraphes 3 et 5 de cet arrêté par le suivant :

Il ne sera préparé à la fois que la quantité de mélange phosphoré nécessaire pour la fabrication d'une journée. Le chauffage en sera fait au bain-marie et non à feu nu.

Enfin il y aura lieu de rappeler que les ouvriers qui manipulent les substances phosphorées doivent être astreints à de fréquentes ablutions.

Il faut d'ailleurs en terminant faire remarquer que l'enquête de *commodo et incommodo* ouverte à la Mairie d'Angers n'a provoqué aucune opposition ni observation quelconque.

Commissaires : MM. Jouvet, Leroy.

Brossard de Corbigny, *Rapporteur.*

Ce rapport et ses conclusions ont été adoptés par le Conseil le 2 septembre 1863, mais sur la demande du Conseil, M. le rapporteur y a ajouté ce qui suit :

Le Conseil profite de l'occasion qui lui est offerte pour attirer l'attention de l'administration sur les nombreux accidents qui résultent de la fabrication et de l'usage des allumettes chimiques. Sans parler des incendies qui souvent ne reconnaissent pas d'autre cause, il faut signaler au point de vue de l'hygiène, la maladie spéciale aux ouvriers de ces usines (nécrose des os maxillaires), dont les membres du Conseil ont eu plusieurs exemples, et en second lieu les empoisonnements auxquels les allumettes chimiques ont trop souvent donné lieu.

Par ces considérations, le Conseil départemental d'hygiène et de salubrité signale à l'administration la fabrication des allumettes au moyen du *phosphore amorphe*, exempt de tous ces dangers, comme une réforme essentielle à introduire au point de vue de la santé des ouvriers et de l'hygiène publique.

Dépôt de peaux fraiches.

M. le Maire d'Angers demande au Conseil un rapport sur l'établissement du sieur Girard-Savignier, rue
Bourgeoise.

En visitant cet établissement la Commission a pu
se convaincre de son insalubrité, de sa puanteur, qui
n'infecte pas seulement son intérieur, mais aussi tout
le voisinage, qu'elle incommode et qui s'en plaint.

Dans le magasin qui ouvre sur la rue Bourgeoise
et dans celui qui communique avec la rue du Griffon,
sont entassées des peaux desséchées, mais toutes ne
sont pas assez préparées pour être exemptes d'une
certaine odeur nauséabonde qu'elles exhalent encore.
La petite cour qui sépare ces deux pièces est surtout
un véritable foyer d'infection permanente. Elle contient des peaux à divers degrés de dessiccation, d'autres toutes fraîches. On y écorche les bêtes fauves,
les chats et autres animaux qui sont apportés et ache-
tés. Les murs étaient récemment ensanglantés par ces
cadavres qu'on y suspend et dont la Commission n'a
pas cherché à deviner l'usage ultérieur. En un mot,
il y a là un *abattoir* en petit, ou mieux un clos secret

d'équarrissage au milieu d'un des quartiers les plus agglomérés et fréquentés.

Au premier étage, deux pièces servent de dépôt pour des peaux desséchées, mais incomplétement travaillées. On les y soumet à des préparations qui peuvent avoir des inconvénients pour la salubrité. On les ramollit pour leur enlever en les râclant l'excédant de leur tissu cellulaire et adipeux. Or, ces débris de tissus entrent en putréfaction et deviennent infectieux et morbides.

La Commission estime qu'une police attentive doit contraindre de tels établissements à résider hors de la ville, et elle propose en conséquence de prier M. le Maire,

1º D'interdire formellement et immédiatement, dans ces lieux, tout commerce quelconque de peaux fraîches et à demi desséchées.

2º De n'y tolérer que des pelleteries assez préparées pour ne répandre aucune odeur incommode.

Commissaires : MM. Jouvet, Leroy.

Jeannin, *Rapporteur.*

Adopté le 20 novembre 1863.

Fabrique d'engrais.

Le 10 août 1863, MM. Raymond et Cie ont adressé à M. le Préfet une demande à l'effet d'être autorisés à ajouter à la fabrication de leurs engrais celle des engrais liquides, des terreaux animalisés et de sels solubles.

La Commission s'est transportée dans la commune de Chalonnes, au coteau dit des Ligerais, sur lequel est établie la fabrique du sieur Raymond. Celle-ci semble tout d'abord dans d'assez bonnes conditions sous le rapport de la position topographique; elle est située sur un plateau élevé et par conséquent très-aéré, elle est éloignée de 1200 mètres de la ville de Chalonnes et des quelques habitations qui l'avoisinent ; la plus rapprochée est distante de 4 à 500 mètres.

Cet établissement clos de murs est circonscrit dans un espace trop rétréci. Lors de la visite de la Commission la chaudière ne fonctionnait pas ; le temps froid affaiblissait l'intensité des émanations putrides, néanmoins l'intérieur de l'établissement a été trouvé dans un état d'extrême malpropreté. Cinq ou six animaux dépecés et destinés sans doute à la cuisson, étaient abandonnés depuis plusieurs jours dans l'atelier d'équarrissage, dont le sol était couvert d'une épaisse couche de sang et des basses dépouilles de ces animaux. A côté, une citerne ouverte était remplie jusque par-dessus ses bords de sang en fermentation; sous les hangars, des lambeaux de chair étaient suspendus sur des cordes, ou étendus sur la terre, ou amoncelés en quantité considérable après une dessiccation toujours imparfaite. Dans une autre partie de l'établissement, on voyait un énorme monceau d'os encore recouverts de tissus charnus, et une deuxième citerne très-grande toujours découverte et remplie d'un liquide noir, infect, provenant en partie des bouillons de cuite des animaux.

Il n'existe pas d'arbres autour des constructions, aucune mesure n'a été prise pour atténuer les émanations si désagréables produites par les vapeurs de la chaudière, enfin l'eau manque complétement dans cet établissement, d'où résulte la presque impossibilité d'y faire des lavages qui devraient être si fréquemment pratiqués. L'eau indispensable à certaines opérations de cette fabrique est puisée à environ deux cents pas de distance, dans une fosse qui reçoit les eaux pluviales; quand celle-ci est à sec, ce qui doit arriver une partie de l'année, les ouvriers sont obligés de parcourir une distance considérable pour s'en procurer.

Un tel état de choses explique les deux rapports de M. le commissaire de police de Chalonnes constatant la mauvaise tenue de cet établissement et motive justement, les plaintes formulées dans l'enquête.

La Commission croit devoir encore signaler le système d'exploitation en usage dans cet établissement, système autorisé ou toléré mais vicieux au premier chef et qu'il serait temps de voir disparaître dans l'intérêt de la salubrité publique.

La cuisson des chairs dans les ateliers d'équarrissage et la séparation des graisses est une véritable industrie, elle n'est pas improductive, elle représente de l'intelligence, du travail, et elle a en outre le mérite de créer des valeurs, des utilités. Elle ne demande qu'à être éclairée pour faire mieux, mais la dessiccation au contact de l'air des chairs cuites ne s'obtient que par des pertes très-considérables en ammoniaque, par une fétidité repoussante, par des émanations qui peuvent être malsaines et qui assurément sont toujours désagréables et des plus infectes. A cette première cause d'infection s'ajoutent encore le sang des animaux et les basses dépouilles de ceux-ci, abandonnés dans les citernes. Avec ce système, les liquides provenant des cuissons sont toujours trop abondants pour pouvoir être utilisés immédiatement, et il y a nécessité de les accumuler en grandes masses, ainsi que cela se pratique dans la fabrique des Ligerais.

Dès que la fermentation putride est développée dans ces matières, elle se continue avec violence. Une puanteur horrible est alors vomie dans l'atmosphère d'une manière incessante et peut être portée, surtout dans la saison des chaleurs, à plusieurs kilomètres de distance.

Ce serait une grave erreur de penser que la science est impuissante, dans le cas qui nous occupe, à concilier les avantages de l'hygiène avec les intérêts des industriels. Si MM. Raymond et Cie, qui dans l'exposé de leur demande d'autorisation se plaisent à invoquer les noms de Payen et de Rohard, se fussent inspirés des conseils du premier et de la pratique de l'habile industriel de Rouen, ils eussent appris que dans un établissement de l'espèce de celui qu'ils exploitent, l'emploi judicieux des désinfectants, l'enfouissement immédiat des chairs cuites pratiqué avec un savoir-faire intelligent dans des matières absorbantes telles que tourbe, tannée, terre calcinée, plâtre, charbon pulvérisé, etc., et l'imbibition des sang et bouillons dans les mêmes matières absorbantes sont de toute nécessité, tant au point de vue de l'hygiène qu'au point de vue d'une bonne fabrication. Vu la mauvaise tenue sous tous les rapports de cet établissement, la Commission conclut en proposant de laisser à M. le Préfet l'initiative d'en ordonner la fermeture ou de prescrire l'exécution immédiate des conditions imposées par l'arrêté de mars 1856, en y joignant l'obligation essentielle d'avoir au milieu des ateliers un puits fournissant une eau abondante.

Quant à la demande faite par MM. Raymond et Cie afin d'être autorisés à ajouter à leur fabrication habituelle celle des engrais liquides, des terreaux animalisés, etc., les faits mentionnés dans ce rapport motivent suffisamment selon votre Commission le rejet de cette demande.

Commissaires : MM. JEANNIN, BROSSARD DE CORBIGNY.

LEROY, *Rapporteur.*

Adopté le 20 novembre 1863.

Dépôt d'eaux minérales.

———

Le sieur Houssier, agent général de la succursale
de la compagnie fermière de l'établissement thermal
de Vichy, ayant adressé à M. le Préfet une demande
à l'effet d'être autorisé à créer à Angers, chez M. Richou, 68, rue Baudrière, un entrepôt général de toutes les eaux minérales naturelles françaises et étran-
gères, M. le Préfet, après avoir transmis la demande
du sieur Houssier au Conseil départemental d'hygiène,
invita celui-ci à émettre son avis sur la convenance
du local où le pétitionnaire se propose d'établir le
dépôt en question.

Les membres de la Commission nommée s'étant
transportés chez le sieur Richou, celui-ci les a conduits dans le local destiné à recevoir le dépôt d'approvisionnement de ces eaux. Ce local est un cellier propre à recevoir ce dépôt, mais inaccessible au public
par sa situation et ses abords ; aussi le sieur Richou
se propose-t-il de faire la vente et la livraison au détail des eaux minérales dans le magasin qu'il occupe,
rue Baudrière, 68, lequel déjà garni de bouteilles de
vin, d'eau-de-vie, de liqueurs, recevra également une

certaine provision de bouteilles et cruches d'eaux minérales.

La Commission s'est occupée du local destiné au dépôt ou à la vente de ces eaux, non-seulement sous le rapport des conditions qu'il doit présenter pour assurer leur conservation, mais encore au point de vue de sa convenance vis-à-vis du public.

La loi du 18 juin 1823 autorise la vente des eaux minérales par d'autres personnes que par les pharmaciens. Les eaux minérales étant susceptibles d'altération, et quelques-unes comme les eaux de Sedlitz, de Pulna et certaines eaux sulfureuses étant douées de propriétés médicamenteuses actives, il nous paraît regrettable que la vente en soit confiée à des gens qui ne possèdent aucune de ces connaissances spéciales qui seraient une garantie contre toute erreur en les mettant à même de connaître au moins les propriétés de ces eaux dont les espèces sont nombreuses, dont ils ignorent même les noms et dont ils ne savent apprécier ni la qualité ni l'altération. Sans doute les inspections auxquelles les dépôts d'eaux minérales sont soumis peuvent atténuer ces inconvénients, mais il est douteux que cette mesure soit capable de les faire disparaître complétement. Quoi qu'il en soit, il est à désirer que la vente puisse en être faite dans des conditions à n'inspirer au public ni hésitation, ni défiance. Or, l'installation de ces eaux médicamenteuses dans le magasin de M. Richou, leur vente et leur livraison faites sur le même comptoir que des vins et des liqueurs, semblent devoir être sinon un sujet de critique ou de blâme, au moins un sujet d'étonnement pour le public et les médecins.

D'après ces appréciations, la Commission propose d'émettre l'avis que l'autorisation d'établir un dépôt d'eaux minérales naturelles chez M. Richou, 68, rue Baudrière, ne doit être accordée qu'à la condition que celui-ci s'engagera à faire la vente et la livraison de ces eaux dans un local dont les abords seront faciles au public et séparé du magasin dans lequel il débite journellement ses liquides alcooliques.

Commissaires : MM. E. LAROCHE, JOUVET, BROSSARD DE CORBIGNY.

LEROY, *Rapporteur*.

Ce rapport et ses conclusions ont été adoptés par le Conseil départemental d'hygiène le 5 février 1864, et ce même jour le Conseil a fait ajouter au rapport le vœu suivant :

Le Conseil, éclairé par les motifs allégués dans ce rapport, émet le vœu de voir le dépôt des eaux minérales établi, autant que possible, chez des pharmaciens ou autres personnes aptes par leurs connaissances à en faire la vente.

Fabrique de chapeaux.

Le sieur Courcoul demande l'autorisation de transférer sa fabrique de chapeaux dans une maison de la
rue Haute-du-Figuier.

La Commission chargée de l'examen de cette affaire
a constaté avec étonnement que M. Courcoul s'était
affranchi de toute autorisation préalable et qu'il n'a
pas attendu la réponse de M. le Préfet avant de commencer ses travaux.

Au fond et au niveau de la cour qui ouvre sur la
rue Haute-du-Figuier, se trouve établie une machine
à vapeur d'une petite dimension n'ayant rien de
dangereux, à laquelle il ne manque que l'épreuve
et l'autorisation d'exister après la vérification par
qui de droit. La vapeur qu'elle dégagera ne pourra
pas se répandre au dehors et n'incommodera personne. Au-dessous et en arrière de l'emplacement de
cette machine à vapeur, il y a une espèce de cave
où la lumière pénètre par un soupirail et un passage
entre les murailles et à ciel ouvert. On y remarque
deux portes, l'une au haut de l'escalier aboutissant
à la cour, la seconde très-large au fond et en face de

l'impasse Fourmi , sur lequel elle s'ouvre. Dans cette cour sont établies deux vastes chaudières destinées aux teintures et un bassin en cuivre pour les bains et les eaux acidulées en usage dans la fabrication. Ici des vapeurs abondantes, nauséabondes et souvent âcres devront s'élever par le passage à ciel ouvert qui fait fonction de cheminée d'appel; mais le défaut d'aérage et de ventilation retardera la dispersion de ces vapeurs qui pourront devenir funestes aux ouvriers. C'est là un mal inhérent à la profession qu'il faut accepter et que M. Courcoul atténuera difficilement, car ces vapeurs ne devront jamais sortir en aucune manière, en si petite quantité que ce soit, par le soupirail et par la porte de l'impasse Fourmi, qui devront toujours être hermétiquement fermés. S'il pouvait en être autrement, plusieurs maisons voisines deviendraient par là insalubres et inhabitables. A cet égard, M. Courcoul s'est engagé formellement par-devant la Commission.

Les eaux tinctoriales, ainsi que le veulent les règlements de police, ne seront jamais déversées sur la voie publique, mais transportées à la rivière; celles dites *acidulées* tenant en solution des sels mercuriels, de l'acide nitrique et autres substances, devront, dit M. Courcoul, s'écouler tout le long de l'impasse Fourmi jusque dans la rue Saint-Laud. A la vérité elles sont limpides, inodores, peu abondantes.

La fumée produite par la combustion du charbon de terre sera conduite à 10 mètres au-dessus des toits par une cheminée construite exprès pour obvier à

17

certains inconvénients et pour calmer les appréhensions consignées au procès-verbal d'enquête par
plus de vingt signataires qui s'en plaignent d'avance.
Si cette fumée était assez abondante pour salir par
la poussière noirâtre qu'elle engendrerait les magasins, le linge dans les séchoirs, et autres objets du
voisinage, et pour justifier ainsi les plaintes, alors,
mais seulement alors, il y aurait lieu de la considérer comme contraire à l'hygiène publique et l'autorité
devrait intervenir et aviser.

Les vastes greniers qui existent sous les toits et qui
vont être utilisés comme séchoirs et ateliers de préparation et d'appropriage des matières, ont fixé l'attention
de la Commission d'une manière particulière. C'est là
que de février à juin plus de six mille peaux de lapin
seront traitées par l'eau bouillante pour leur enlever
leur poil ; que ce poil ainsi que celui acheté ailleurs,
sera trié, battu, *arçonné ;* c'est là que le battage des chapeaux aura lieu, que les laines seront cardées. Il importe donc que ces greniers soient parfaitement clos
et sans ouvertures, de manière à ce que ni poil, ni
poussière quelconque ne puissent sortir pour aller
salir et incommoder le voisinage : s'il en était autrement, l'hôtel Pincé, qui est parallèle et en regard,
aurait lui-même à en souffrir. Il importe également
que les peaux de lapin privées de leur poil soient immédiatement vendues, afin d'éviter toute odeur incommode et surtout qu'elles ne servent jamais à la
fabrication de la colle ou de la gélatine, parce que
dans ce cas elles dégageraient une puanteur insalubre

et repoussante, qui ne manquerait pas de se faire sentir au dehors.

Par suite de ce qui précède, la Commission conclut que l'autorisation demandée par M. Courcoul peut lui être accordée aux conditions suivantes :

1º Vérification et approbation régulière, par qui de droit, de la machine à vapeur. — Garantie que la fumée ne causera pas d'incommodités.

2º Fermeture hermétique des ouvertures qui permettraient aux vapeurs des buées, aux débris de laine, aux poils, à la poussière de s'échapper au dehors de manière à incommoder les voisins et à justifier leurs plaintes.

3° Interdiction des conserver des peaux puantes dans l'établissement.

4º Il est essentiel que la grande porte qui donne sur l'impasse Fourmi soit condamnée.

5º Les eaux tinctoriales et celles dites acidulées seront transportées à la rivière sans écoulement possible sur la voie publique.

Commissaires : MM. Aïvas, Brossard de Corbigny.

JEANNIN, *Rapporteur.*

Adopté le 5 février 1864.

Vu le rapport ci-dessus, le Conseil prie M. le Maire d'arrêter son attention sur les inconvénients qui résultent d'une installation sans autorisation préalable. Il croit inutile de reproduire ici les motifs de cette réclamation, que plusieurs fois déjà il a eu l'occasion de mettre sous les yeux de l'autorité municipale.

Fabrique d'allumettes.

—————

MM. J. et Ch. Lebatteux adressent une demande à l'effet d'être autorisés à mettre en activité une fabrique d'allumettes chimiques qu'ils établissent sur la butte de l'Union, commune de Trelazé.

La Commission n'a pas jugé nécessaire de se transporter sur les lieux, attendu que l'établissement dont il s'agit étant encore en construction et les plans ayant été joints par MM. Lebatteux à leur demande, cette visite n'avait aucune utilité.

L'usine que ces Messieurs se proposent de mettre en activité est située à proximité des exploitations ardoisières de Trelazé et destinée à fournir du travail aux femmes des ouvriers employés aux carrières. D'après les plans qui sont présentés et déjà presque complétement exécutés, cet établissement aura une assez grande importance. Il semble donc à la Commission qu'il convient de ne pas s'écarter des règles posées par les circulaires ministérielles des 15 octobre 1852 et 20 juin 1860, dont les exemplaires sont joints au dossier et qui ont pour objet de sauvegarder soit la sécurité publique, soit la santé des ouvriers.

En principe, la demande de MM. Lebatteux doit être accueillie favorablement. D'ailleurs le procès-verbal de l'enquête de *commodo et incommodo* ne contient aucune opposition ni observation quelconques, et l'avis de M. le Maire de Trelazé est donné dans le même sens. Mais à cause même de l'extension que devra avoir l'établissement, à cause aussi de sa situation au voisinage d'une population nombreuse, il est nécessaire de lui imposer toutes les mesures de salubrité dont l'utilité a été reconnue et signalée par l'autorité supérieure.

En conséquence, la Commission est d'avis que l'autorisation demandée par MM. Lebatteux doit leur être accordée, à la charge par eux de se conformer à toutes les prescriptions contenues dans les circulaires ministérielles des 15 décembre 1852 et 20 juin 1860.

Commissaires : MM. Jouvet, A. Leroy.

Brossard de Corbigny, *Rapporteur.*

Adopté le 14 mars 1864.

Fabrique d'huile de schiste.

———

Le sieur Menard, lampiste à Angers, obtint en janvier 1862, d'après un arrêté de Préfecture, l'autorisation d'avoir un dépôt d'huile de schiste dans le local qu'il occupe, rue Plantagenet, n° 43. Cette autorisation ne lui fut accordée qu'à certaines conditions dont les principales obligeaient M. Menard,

1° A n'opérer dans ses magasins aucun transvasement d'huile de schiste ;

2° A ne délivrer celle-ci à ses clients que dans des bidons en métal parfaitement clos et préalablement remplis à son magasin d'entrepôt, situé à l'extrémité du faubourg Saint-Michel.

En septembre dernier, le sieur Menard a adressé à M. le Préfet une nouvelle demande tendant à obtenir : 1° le retrait de la défense de transvaser l'huile de schiste dans son dépôt, rue Plantagenet ; 2° l'autorisation d'avoir dans ce dépôt un approvisionnement de 200 à 300 litres.

La Commission nommée pour l'examen de cette affaire, après avoir pris connaissance des différentes pièces jointes à la demande, n'a pas jugé utile de visiter les magasins de la rue Plantagenet, ceux-ci étant déjà connus.

La vente de l'huile de schiste, malgré les dangers que présente parfois ce liquide en raison de son inflammabilité et malgré son odeur incommode, ayant pris une assez grande extension, il semble bien difficile de maintenir cette vente, surtout quand elle doit être faite au détail, dans les conditions imposées il y a quelques années par les règlements de police du département de la Seine. Il est douteux que ces règlements soient appliqués actuellement dans toute leur rigueur, car ils paraissent dans quelques-unes de leurs prescriptions d'une exécution si gênante qu'ils doivent être la plupart du temps inexécutés ou éludés par les débitants.

Le sieur Menard se plaint amèrement des mesures rigoureuses qui lui sont imposées et déclare ne pouvoir plus continuer la vente au détail de l'huile de schiste s'il n'est autorisé à transvaser celle-ci dans son magasin de la rue Plantagenet, selon les demandes qui lui sont faites par les clients et dans des vases à eux appartenant.

On est porté à considérer comme fondées les plaintes du sieur Menard quand il expose que dans la ville d'Angers un assez grand nombre d'épiciers vendent comme lui de l'huile de schiste, mais sans contrôle de la part de l'autorité. La Commission est loin cependant de regretter les mesures sévères qui d'après l'avis du Conseil de salubrité furent prescrites à cet industriel par l'arrêté préfectoral de janvier 1862. En faisant cesser la négligence qu'il apportait alors à son commerce d'huile de schiste, elles ont eu pour résultat de diminuer dans des proportions considérables les risques d'incendie et d'affaiblir notablement l'odeur qui pénétrait dans la maison dont il occupe le rez-de-chaussée, mais dans l'état actuel des choses, malgré l'avis opposé de M. le Maire d'Angers et la protestation de M. Moneta consignée dans le procès-verbal d'enquête, la Commission pense qu'il y a lieu de modifier quelques-unes des prescriptions rigoureuses du règlement de police, et d'accorder au sieur Menard l'autorisation de débiter au détail de l'huile de schiste en transvasant celle-ci avec certaines précautions et dans les conditions suivantes :

1° Tout transvasement d'huile de schiste ou remplissage des bidons d'approvisionnement ne pourra jamais être pratiqué par le sieur Menard ailleurs que dans le lieu de son entrepôt, situé à l'extrémité du faubourg Saint-Michel.

2o Deux hectolitres seulement de ce liquide, contenus dans un ou plusieurs bidons en métal, hermétiquement clos par un bouchon à vis, pourront être transportés de l'entrepôt dans une des caves de la rue Plantagenet.

3o Le transvasement pour la vente sera toujours fait dans la cave et au moyen d'un robinet placé à la partie inférieure du bidon, en évitant avec soin tout épanchement de liquide sur le sol.

4o Le sieur Menard ne conservera jamais d'huile de schiste, même en petite quantité, dans des vases non clos ; il aura toujours dans sa cave une certaine provision de sable destinée à éteindre le liquide s'il venait à s'enflammer, et la porte de cette cave sera constamment tenue fermée pour empêcher l'odeur de se répandre dans la maison.

Commissaires : MM. A. RICHARD, BROSSARD DE CORBIGNY.

LEROY, *Rapporteur.*

Adopté le 26 novembre 1864.

Tuerie privée.

La Commission nommée par le Conseil a visité sur la commune de Trelazé la maison dans laquelle le sieur Bureau, boucher aux Justices, demande à établir une tuerie privée. Cette maison, située au carrefour de deux chemins et d'un sentier, est à 3 kil. du village de Trelazé et à égale distance de celui de Saint-Barthélemy et de celui des Justices ; elle est bâtie sur un terrain en pente dont elle occupe le point culminant : à côté et derrière s'élèvent, descendant en amphithéâtre, quelques pauvres habitations occupées par une cinquantaine de personnes.

La Commission a unanimement pensé que dans une telle situation cette tuerie ou abattoir présenterait de sérieux et graves inconvénients. En effet :

1º Par son trop grand éloignement de toutes les autorités locales elle échapperait à la surveillance indispensable pour des établissements de cette nature et sans laquelle il ne devrait jamais en exister ou en être toléré.

2º Son contact immédiat avec une voie publique et fréquentée deviendrait, par les mauvaises odeurs, un objet de répugnance pour l'homme et de frayeur pour les animaux attelés ou autres.

3o Les mêmes émanations infectes seraient également une cause morbide et de dégoût pour les voisins dont plusieurs pourraient encore avoir à souffrir des eaux provenant des lavages chargés de matières animales en décomposition, qui couleraient ou s'infiltreraient jusqu'à leurs demeures.

4° L'éloignement du puits et la difficulté d'en extraire l'eau, portent à croire encore que les lavages et les nettoyages, même les plus urgents, s'y feraient mal ou même ne seraient pas exécutés.

5o Les voisins consultés par la Commission se sont montrés opposés à ce projet de tuerie et leurs plaintes sont légitimes.

6o Enfin cette tuerie n'est pas indispensable à la localité, qui en possède déjà une, située à Trelazé même.

Par tous ces motifs, la Commission conclut au rejet de la demande du sieur Bureau.

Commissaires : MM. Raimbault, Ed. Laroche.

Jeannin, *Rapporteur.*

Adopté le 6 décembre 1864.

Porcherie.

La Commission chargée d'examiner si la porcherie du sieur Gourand, située dans le faubourg Saint-Lazare, présente de sérieux inconvénients par la salubrité publique, soumet son travail au Conseil.

Le dossier qui concerne cette affaire contient des pièces nombreuses et contradictoires qui constituent pour ainsi dire l'histoire de cet établissement. L'autorisation fut accordée par arrêté préfectoral en date du 30 octobre 1852, à la suite d'une enquête et sur l'avis du Conseil départemental d'hygiène.

Le décret impérial du 15 novembre 1810, relatif aux établissements insalubres, a créé trois catégories. Dans la première dans laquelle sont classées les porcheries, sont compris les établissements qui ne peuvent être fondés dans *le voisinage des habitations particulières* en raison des émanations insalubres qu'ils produisent au grand péril de la santé publique. Ici cette clause si sage du décret est-elle observée? Non, des faits nombreux le prouvent. Les propriétaires voisins ont élevé des plaintes dès l'origine, les ont renouvelées depuis la création pour les reproduire

encore à dix ans de date, et cette fois avec non moins
de légitimité et d'autant plus de force que la pétition
est accompagnée de nombreuses signatures.

En raison des proportions considérables de cette
porcherie, la Commission déclare que sa situation est
en contradiction avec les sages prohibitions du décret
d'octobre 1810. En effet 30 mètres à peine la séparent
des maisons voisines ; 100 mètres au plus de deux villages importants, les Grandes et les Petites Bouveries ;
50 mètres, d'une route impériale non-seulement très-
fréquentée puisqu'elle est une des principales artères
de la ville, mais en outre bordée des deux côtés de
maisons formant un faubourg populeux déjà et destiné
à prendre de jour en jour une extension plus considérable. Elle est contiguë enfin à une corderie appartenant au sieur Boutreux, qui se plaint ainsi que ses
voisins d'être incommodé par les odeurs infectes qui
émanent des toits, des égoûts et des fumiers déposés aux abords de la porcherie. L'éloignement des
habitations est donc insuffisant, et bien que la distance
ne soit précisée ni par le décret d'octobre 1810, ni
par ceux qui l'ont suivi (chose du reste reconnue
impossible et laissée à l'appréciation des autorités
locales par la circulaire ministérielle du 22 novembre 1811), l'esprit dans lequel ils sont conçus indique que ces établissements doivent toujours être
aussi éloignés que possible de toute route et habitation.

Il est vrai que pour remédier aux inconvénients
inhérents quand même à ce genre d'industrie, des

obligations furent imposées au sieur Gourand. Mais ces obligations sont mal observées, ainsi que la Commission l'a constaté après s'être deux fois transportée sur les lieux à un mois de date, d'abord à la suite de plusieurs journées pluvieuses, et récemment par un temps sec ; voici dans quel état s'est trouvé l'établissement.

La cour générale située au-devant et donnant accès aux autres cours particulières, est très-inégale, non pavée, sans pente uniforme pour l'écoulement des eaux qui y séjournent dans maint endroit. Elle n'est pas close par des murs comme le prescrit l'arrêté d'autorisation.

Dans les cours situées au-devant des toits, le pavage est en fâcheux état, fait de mauvais blocage disjoint, dans les interstices duquel séjourne l'urine, qui s'infiltre dans le sol, le sature et forme ainsi un foyer continuel d'émanations nauséabondes et putrides. La pente est insuffisante et du reste inutile puisque les ordures se maintiennent dans les fissures du pavage, ce qui rend le nettoyage impossible. Dans plusieurs endroits, notamment près des auges, le sol a fléchi ; ici encore s'accumulent les immondices dont la putréfaction très-prompte, en été surtout, forme autant de cloaques infects qui ne peuvent manquer de contribuer à vicier l'air.

Les loges sont au nombre de huit ; leur surface est trop restreinte ; le pavage, comme dans les cours, laisse beaucoup à désirer ; les murs ont besoin de réparations ; les ventilateurs sont insuffisants pour y renouveler l'air promptement corrompu par la respiration, les émanations et les déjections des porcs, et par une accumulation beaucoup trop considérable d'animaux, puisque dans un espace aussi limité leur nombre, qui est actuellement de deux cents, s'élève fréquemment jusqu'à trois cents.

Dans le bâtiment à gauche, appelé chaufferie, où se prépare la nourriture, la cheminée n'est pas assez élevée, la chaudière est à ciel ouvert, sans couvercle ni hotte ou cheminée d'appel pour entraîner les émanations nauséabondes qui s'échappent pendant la cuisson. C'est un vice capital si l'on considère surtout la nature et l'origine des matières qui sont la base de cette mangeaille composée de drêche, de son, de résidus de légumes, viandes, ou autres détritus qui proviennent principalement des restaurants ou hôtels de la ville. La fermentation les décompose d'autant plus vite que le plus souvent ils n'arrivent à la porcherie qu'après avoir déjà subi une altération avancée. Autre considération non moins grave : si cette nourriture fétide produit inévitablement des émanations repoussantes et insalubres, peut-on logiquement la considérer comme un bon aliment pour les animaux auxquels elle est destinée? Les porcs nourris de viandes fétides ne sont-ils pas fatalement condamnés à contracter certaines affections, la ladrerie par exemple, propres à rendre leur chair malsaine, dangereuse pour les consommateurs?

Le canal d'écoulement prescrit par l'arrêté préfectoral est dans des conditions si défectueuses qu'on doit le considérer comme n'existant pas. Le fossé n'est pas dressé, n'a pas de pente suffisante et regorge d'immondices qui s'y accumulent et y séjournent forcément, puisqu'il n'y a pas d'eau à l'établissement, ni puits, ni citerne, ni source quelconque. Là est une des sources capitales du mal. De ce réceptacle d'immondices à ciel ouvert sur une surface considérable s'échappent, on n'en peut douter, les odeurs fétides dont se plaignent les voisins. Ce fossé, contrairement encore à l'arrêté préfectoral, n'est en communication avec aucune citerne, puisard ou fosse; il n'est que très-rarement, pour ne pas dire jamais, nettoyé; il ne peut se débarrasser que lentement et en partie seulement de son excédant, et cela quand des pluies abondantes l'entraînent pour le perdre plus loin, peut-être même pour infiltrer les puits du voisinage à une grande distance, comme le prétend le sieur Marielle, fermier aux Grandes-Pannes qui nous a en effet remis comme provenant de son puits un litre d'eau corrompue, d'une odeur repoussante.

A l'origine de ce canal et longeant une cour et le hangar où se trouvent les cuves de nourriture, est un second fossé peu profond, sans pente, recevant une partie des déjections qui y croupissent à l'infini puisqu'aucune cause ne les entraîne et ne peut les entraîner plus loin.

Sur la pièce de terre qui touche la ferme sont des monceaux de fumier provenant de la porcherie, dont les émanations se joignent à celles de l'égoût et contribuent pour une large part à produire ces odeurs fétides

que les vents propagent et que les chaleurs de l'été
peuvent même rendre dangereuses pour la santé
publique.

Une autre cause encore d'infection c'est la nuisible
habitude d'enfouir sans précautions sur cette même
pièce de terre les nombreux animaux que la maladie
ou tout autre cause fait perdre.

A toutes ces causes se joignent enfin les cris désagréables des animaux.

En face d'un aussi déplorable état des choses il est
impossible de ne pas admettre comme fondées les
plaintes des pétitionnaires, qui déclarent qu'ils ne
peuvent plus ni habiter leurs maisons, ni les louer
qu'à des prix excessivement réduits; que leurs propriétés enfin sont condamnées à subir une déprécia-
tion successive et fatale.

En 1849 le Conseil de salubrité signala comme une
des causes qui à ses yeux avaient fait naître ou qui
avaient entretenu l'épidémie dont la ville avait été
frappée, l'existence des porcheries dans l'intérieur
des maisons. Sans mettre en parallèle exagéré ces
porcheries limitées à un ou deux animaux, mais existant dans l'intérieur de la ville, et celle du sieur Gourand, située dans un faubourg, il n'en est pas moins vrai
qu'il existe entre elles une parité indiscutable sous
le rapport des émanations *sui generis* et de la mauvaise tenue. Manquant de documents officiels sur la
manière dont le fléau sévit dans le faubourg Saint-
Lazare lors de sa nouvelle apparition en 1854, la
Commission ne peut établir dans quelles proportions

18

la porcherie qui l'occupe put y contribuer. Mais une fois reconnu, comme ce fait l'a été en 1849, que les établissements de ce genre sont une des sources des épidémies, n'est-il pas sage de penser que celui du sieur Gourand a pu n'y être pas étranger, et dès lors ne vaut-il pas mieux pour l'avenir, prévenir le mal en lui enlevant ses éléments?

Dans ce but, tout d'abord la Commission a songé à prescrire des améliorations, à forcer le propriétaire à exécuter les dispositions prescrites dans l'origine, et à lui en imposer de nouvelles qui pussent atténuer les graves inconvénients que présente actuellement sa porcherie et inhérents quand même à ce genre d'industrie : tous ces moyens ont semblé n'être que de très-faibles et insuffisants palliatifs, si l'on fait surtout entrer en ligne de compte la négligence habituelle du sieur Gourand, qui ne tarderait pas à retomber ou pour mieux dire à se maintenir dans les mêmes errements.

La translation à l'extrémité de la même propriété a été également l'objet d'une sérieuse attention ; mais un examen même superficiel des lieux, suffit pour convaincre que là encore ce ne serait qu'une demi-mesure dont les vices nombreux ne tarderaient pas à se faire voir pour faire regretter une pareille décision. Même à 200 mètres de la route impériale et des maisons qui la bordent, les mêmes causes produiraient les mêmes effets.

La distance est en effet encore insuffisante. Ce projet se heurterait en outre contre de nouveaux obstacles, l'établissement ne s'éloignant de la route que pour se rapprocher d'autant de plusieurs groupes de maisons habitées par des personnes qui déjà figurent parmi les signataires des plaintes formulées.

Reste un moyen radical, il est vrai, mais à coup sûr le meilleur, le seul; moyen que réclament les pétitionnaires, l'opinion publique, les exigences impérieuses de l'hygiène. Aussi la Commission, convaincue que : 1° par son voisinage à si faible distance d'une route impériale et d'habitations nombreuses ; 2° par sa mauvaise tenue; 3° par une accumulation trop considérable d'animaux dans un espace aussi restreint, la porcherie Gourand présente de sérieux dangers pour la salubrité publique et tombe sous le coup des dispositions de l'article 12 du décret d'octobre 1810, en propose à l'unanimité la suppression.

Commissaires : MM. JEANNIN, RICHARD, JOUVET, LEROY.

RAIMBAULT, Rapporteur.

Adopté le 27 février 1865.

Amidonnerie.

—

Les sieurs Bouvier et Baron ont adressé à M. le
Préfet une demande à l'effet d'être autorisés à établir
une fabrique d'amidon sur un terrain qu'ils possèdent
sur le côté sud du boulevard de Nantes. A cette demande sont joints un plan d'ensemble du quartier, un
plan de détail de l'usine projetée, le procès-verbal de
l'enquête de *commodo* et *incommodo* qui ne contient ni
opposition ni observation quelconques, enfin un avis
favorable de M. le Maire d'Angers.

Les constructions de l'usine projetée par les sieurs
Bouvier et Baron sont à peine commencées. L'emplacement qu'elles occupent, indiqué par le plan soumis
par les demandeurs, s'étend le long du boulevard de
Nantes et est contigu à une seule maison, celle du
sieur Hurault, charron. Les autres constructions les
plus rapprochées sont celles qui bordent le côté opposé
du boulevard ; à une distance plus grande se trouvent
les maisons de la rue du faubourg Saint-Jacques, les
bâtiments du Bon-Pasteur et enfin l'abattoir. Sous l'u-
sine projetée passe le canal égoût du boulevard de Laval qui à quelques mètres de là se réunit au ruisseau de

Brionneau et un peu plus loin l'égout collecteur de la Doutre.

Les fabriques d'amidon sont classées par les règlements dans la première ou la deuxième catégorie des établissements insalubres, suivant que la méthode de fabrication employée consiste dans la fermentation du gluten, ou bien dans la séparation de ce corps par le moyen de lavages successifs. Les pétitionnaires annoncent l'intention de se servir concurremment de ces deux méthodes qu'ils emploieront selon les circonstances : leur établissement doit donc être rangé dans la première catégorie.

La condition d'éloignement des habitations particulières imposée aux établissements de cette classe a paru suffisamment remplie par la situation que l'usine doit occuper. La maison du sieur Hurault se trouve seule à proximité des ateliers, encore en est-elle distante de plus de 35 mètres ; elle en est séparée par une vaste cour ; la même distance de 35 mètres environ sépare les ateliers de la maison la plus rapprochée sur le côté opposé du boulevard. On doit aussi remarquer que d'autres établissements de même nature existent déjà dans le quartier à proximité des habitations, et qu'enfin aucune observation n'a été consignée au procès-verbal d'enquête. La Commission pense, en conséquence, que l'emplacement choisi par les sieurs Bouvier et Baron peut être accepté sans inconvénient.

Il y a lieu toutefois de se préoccuper des conditions de l'écoulement des eaux insalubres qui se produisent en grande quantité dans la fabrication de l'amidon, par la fermentation du gluten. Les pétitionnaires se proposent de les faire écouler dans l'égoût qui passe sous leurs ateliers d'où elles se rendront à la Maine. Il ne paraît pas qu'il puisse en résulter des inconvénients : l'égoût dont il s'agit est, il est vrai, découvert dans une partie de son parcours, mais il ne passe à proximité d'aucun bâtiment, si ce n'est de ceux de l'abattoir. Les pétitionnaires pourront donc y écouler les eaux de l'usine et ils ne devront laisser séjourner dans les ateliers les eaux dites *sûres* qui sont nécessaires pendant une certaine période des opérations, que pendant le temps rigoureusement indispensable. Il est également nécessaire, pour éviter les infiltrations dans le sol, que les ateliers soient pavés ou dallés en bitume, et ces conditions devront être imposées aux sieurs Bouvier et Baron.

La Commission estime, en conséquence, que l'autorisation demandée peut être accordée sous les deux conditions suivantes :

1° Les ateliers des cuves seront pavés ou dallés en bitume ;

2° Les secondes eaux dites *sûres* ne pourront séjourner dans l'usine que pendant le temps nécessaire pour mettre de nouvelles cuves en fermentation.

Commissaires : MM. RICHARD, JOUVET.

BROSSARD DE CORBIGNY, *Rapporteur*.

Adopté le 30 mars 1865.

Porcherie. (Voir le précédent rapport, page 268.)

Une lettre de M. le Préfet en date du 27 septembre dernier annonce que S. Exc. le Ministre de l'intérieur, après avoir soumis le dossier du sieur Gourand au comité consultatif des arts et manufactures, écarte la suppression et est d'avis de prendre les dispositions et mesures de précautions qui seraient jugées les plus propres à remédier aux inconvénients signalés par l'enquête.

La question se présente donc sous un nouveau jour.

Dans un précédent rapport longuement motivé, adopté dans la séance du 27 février 1865, le Conseil a exposé les raisons qui avaient fait conclure à la suppression, dans la conviction que toutes les conditions imposées ne seraient que de très-faibles, d'insuffisants palliatifs.

Maintenant encore, à la suite d'une nouvelle enquête, la suppression paraît être le moyen unique de remédier à un aussi fâcheux état de choses. Sous le bénéfice de cette réserve, la Commission abordera la question sous son nouveau point de vue.

Aujourd'hui, comme au mois de février, les mêmes

vices subsistent, et s'il est juste de reconnaître qu'il y a eu quelques améliorations, elles sont si légères que l'établissement laisse toujours beaucoup à désirer.

Ce qui frappe tout d'abord, c'est un manque d'eau à peu près absolu, vice capital, car lorsqu'il s'agit de fonder les établissements de ce genre on doit avant tout s'occuper des moyens de nettoyage, afin de faire disparaître ou du moins de diminuer les causes d'insalubrité. Entre la porcherie et la route impériale, à 30 mètres seulement de cette dernière, existe une cour, sorte de préau, entourée d'une enceinte murée de la hauteur de 3 pieds. Dans ce champ, en plein air, des porcs se vautrent dans des mares d'eau boueuse et infecte et y déposent leurs déjections qui se mêlent aux anciennes et forment ainsi des fumiers sur une vaste étendue. Les cris de ces animaux contribuent aussi pour leur bonne part à rendre intolérable le séjour des habitations contiguës. Cette disposition a de plus l'extrême inconvénient d'amoindrir encore la distance aux maisons et à la route, distance déjà reconnue si insuffisante.

Dans la cour générale sont des mares remplies des déjections liquides et solides provenant du balayage des toits et des cours.

La chaufferie présente toujours les mêmes vices, les mêmes dangers. Les cuves à mangeaille remplies de drêche, de débris de viandes et de légumes qui n'arrivent guère à l'établissement qu'après avoir subi déjà un commencement d'altération, ont une odeur révoltante. Etat de choses de tous points regrettable, car il est permis de croire qu'une telle pâture soumise à l'influence de la drêche, matière éminemment fermentescible, doit réagir d'une façon fâcheuse sur des animaux déjà mal soignés, vivant entassés sous des toits peu spacieux dont ils sont condamnés à respirer l'air corrompu.

Plusieurs animaux, atteints de maladie et privés de toute espèce de soins, continuent néanmoins d'être livrés à l'engrais, et le propriétaire de l'établissement ne craint pas de les considérer comme pouvant être livrés à la consommation.

Le canal devant servir d'égout collecteur est en voie d'exécution. C'est un progrès réel, pourvu toutefois que la pente en soit suffisante et le nettoyage facile. Dans l'état actuel, ces deux conditions ne sont que très-imparfaitement remplies. Destiné à recevoir toutes les ordures de la porcherie, il est à craindre qu'il ne soit promptement obstrué, en raison surtout du manque d'eau. Il serait utile qu'une grille arrêtât à l'entrée les matières solides qui seraient enlevées à la pelle et réunies aux fumiers.

Ce canal aboutit à un puisard ou mieux à une mare profonde remplie d'une eau bourbeuse et noirâtre. Sur ses bords sont des masses de vases infectes extraites de ce puisard pour être là desséchées sur place, mais présentant par leur séjour à l'air libre le grave inconvénient de multiplier la surface d'infection.

A 12 mètres de la boulangerie, dans une fosse creusée depuis quelques jours, est un porc enfoui à 50 centimètres seulement, et destiné sans doute

comme ses devanciers, a-t-on assuré, à servir de pâture aux survivants.

En résumé, le vice capital de cette porcherie est
le manque d'eau à peu près absolu. A ce grave inconvénient s'en joignent d'autres non moins sérieux, tels
que l'encombrement des animaux, une mauvaise tenue
générale.

La Commission se renfermant aujourd'hui dans la
lettre de M. le Préfet, et en vue d'atténuer autant que
possible ce fâcheux état de choses, propose les mesures suivantes :

Art. 1er. Le pavage des toits et des cours sera complétement refondu et fait de pierres dures unies par
du ciment, dans les conditions jugées nécessaires pour
assurer un écoulement continu et permettre un nettoyage facile et fréquent.

Art. 2. Les enduits des murs seront renouvelés ; les
ventilations augmentées de surface et d'élévation.

Art. 3. La cour générale sera nivelée et pavée et la
pente dirigée vers le canal couvert, qui recevra ses propres immondices et celles des toits et cours particulières pour les conduire à l'égout collecteur.

Art. 4. Le fossé qui, au nord, longe la cour et le
hangar sera supprimé.

Art. 5. Le canal qui doit servir d'égout collecteur,
sera construit à chaux et à sable sur la longueur de
150 mètres. Il aura 1 mètre au moins de hauteur et
60 centimètres de largeur, et tous les 10 mètres
sera muni de regards dans lesquels on pourra descendre et qui seront recouverts de dalles de pierre

d'ardoise, ou de planches mobiles, de façon à permettre un nettoyage facile et fréquent. Sa pente sera de 0,02 par mètre. Les eaux iront se rendre dans une fosse ou puisard également construit à chaux et à sable, fermé, et nettoyé tous les mois.

Art. 6. La cheminée sera élevée de 10 mètres au-dessus du sol, la chaudière munie d'un couvercle et surmontée d'une hotte pour entraîner les émanations.

Art. 7. Le séjour des animaux dans la cour ou champ située entre la porcherie et la route impériale est interdit.

Art. 8. Est interdit tout dépôt de fumiers dans l'intérieur de l'établissement; ils devront être transportés à l'extrémité nord de la propriété actuelle du sieur Gourand. Leur séjour dans les toits ou cours, sur le terrain à ciel découvert, ne dépassera jamais 4 jours. L'enlèvement et le transport de ces fumiers et des eaux du puisard se feront dans des tonneaux hermétiquement fermés et tenus, extérieurement du moins, dans un état constant de propreté.

Art. 9. Dans aucun cas le nombre des porcs ne dépassera soixante.

Art. 10. L'enfouissage dans l'intérieur de la propriété est formellement interdit. Quand un animal viendra à succomber, la déclaration devra en être faite à qui de droit, afin qu'il en soit disposé suivant les règlements qui régissent la matière.

Art. 11. A l'aide de citernes, de puits ou de tonneaux, il y aura toujours de l'eau en quantité notable pour suffire largement à toutes les exigences d'une propreté réelle et effective.

Art. 12. Toutes ces mesures seront exécutées dans le délai de 4 mois.

Commissaires : MM. JEANNIN, RICHARD, JOUVET, LEROY.

RAIMBAULT, *Rapporteur.*

Adopté le 17 novembre 1865.

Le Conseil appelle toute la sollicitude de M. le Préfet sur l'exécution stricte et rigoureuse de toutes les prescriptions énumérées ci-dessus, qui malgré leur sévérité seront peut-être encore insuffisantes pour garantir les voisins et la santé publique d'une cause aussi grave d'insalubrité.

Tannerie et Corroierie.

———

Le sieur Achille du Raget a adressé à M. le Préfet, une demande à l'effet d'être autorisé à établir une tannerie, une corroierie et dépéndances, dans des terrains et une maison situés au lieu dit les Malpavés, commune de Chalonnes.

Cette demande a été soumise à l'enquête de *commodo* et *incommodo* et elle a soulevé de nombreuses oppositions émanant de 61 habitants de la ville de Chalonnes. Elles sont principalement basées sur l'infection qui serait communiquée aux eaux de la Loire par l'écoulement des eaux de l'usine. Celle-ci en effet serait située tout à fait à proximité du fleuve, en amont de la ville, et près de l'endroit où les habitants de ce quartier vont fréquemment puiser de l'eau pour les usages domestiques. A peu de distance de là se trouvent aussi des bateaux de blanchisseuses, et on exprime la crainte que l'usage en devienne impossible par l'établissement de la tannerie projetée. Enfin, quelques-uns des pétitionnaires redoutent l'infection atmosphérique, et invoquent le principe général de l'éloignement des établissements insalubres par rapport aux habitations.

Des observations en sens contraire ont été consignées par M. le docteur Fleury. M. Fleury estime qu'on ne pourrait trouver dans tout Chalonnes un emplacement plus convenable en raison de la configuration du fleuve, de la direction du courant et de celle des vents ordinaires.

Le Conseil municipal a été à son tour appelé à donner son avis. Dans sa séance du 12 novembre, le Conseil déclare que tout en se préoccupant comme il convient de la protection que mérite une industrie utile, il ne peut donner son assentiment au projet du sieur du Raget. Il serait fâcheux qu'une tannerie fût établie dans le quartier en question, tant pour cause d'insalubrité publique que pour le peu de convenance d'un pareil voisinage pour l'église Saint-Maurille. Le Conseil municipal appelle donc sur ce sujet toute l'attention de M. le Préfet et l'examen du Conseil d'hygiène.

Enfin, M. le Maire de Chalonnes, dans son avis personnel et sa lettre d'envoi à M. le Préfet, partage les appréhensions du Conseil municipal, discute quelques points du procès-verbal d'enquête, et termine en s'en rapportant à l'appréciation des hommes de l'art.

La Commission s'est tout d'abord transportée sur les lieux où M. l'adjoint de Chalonnes, a bien voulu l'accompagner. Ainsi que l'indiquent les plans fournis par le demandeur, l'établissement qu'il se propose de former serait composé de deux parties distinctes. L'une, qui serait spécialement consacrée à la tannerie, forme un enclos muré, distant de la Loire de 70 à 80 mètres seulement : cet intervalle consiste en un terrain vague de nature rocheuse : l'église Saint-Maurille est à une distance de 60 mètres environ. La seconde, où serait établie la corroierie, consiste en une maison avec cour et hangar, séparée de la tannerie par des jardins. Le tout est situé à l'extrémité Est de la ville de Chalonnes, dans un quartier reculé et où les habitations ne sont pas agglomérées.

D'après la nature des oppositions élevées contre le projet, la Commission s'est occupée d'abord de rechercher si l'écoulement des eaux de l'établissement qui se fera nécessairement dans la Loire, causerait forcément dans le fleuve les altérations que redoutent les pétitionnaires. Elle a regretté de ne pouvoir faire cet examen dans la saison des basses eaux, parce qu'alors les inconvénients signalés auraient pu être mieux reconnus; mais elle a dû se borner à l'appréciation des circonstances actuelles.

Le courant de la Loire est assez irrégulier aux Malpavés. Entre l'église Saint-Maurille et le pont du Layon, la rive présente une large anfractuosité qui rompt le courant et produit un remous en face de l'emplacement de l'usine projetée. Ce remous doit nécessairement varier suivant la hauteur des eaux, mais il a pour effet général de rejeter la masse du courant sur la rive opposée à la ville, et de produire un courant inverse au bord des Malpavés. Il en résulterait probablement un état de stagnation, ou de va et vient pour les eaux de l'usine qui se rendraient en ce point, et les plaintes qui se sont élevées seraient justifiées, surtout si, comme cela paraît établi, les habitants du quartier viennent souvent puiser de l'eau à la Loire. Mais il est un moyen d'obvier à cet inconvénient; il consiste à conduire les eaux d'écoulement jusque dans le courant de la rivière, c'est-à-dire à 40 mètres environ du rivage. Ce moyen n'aurait rien d'impraticable ni même de bien coûteux, et la Commission pense qu'on donnerait par là complète satisfaction aux intérêts des riverains, sous le double rapport du puisage de l'eau et du blanchissage qui s'effectue à peu de distance.

Quant aux émanations et à l'odeur qui en résulte, leur insalubrité n'est pas démontrée et il serait plus exact de les qualifier d'incommodes; dans tous les cas le quartier où serait située l'usine du Raget, présente sous ce rapport moins d'inconvénients que tout autre. Les vents du sud et du sud-ouest qui sont les plus fréquents, paraît-il, emporteront ces émanations dans la direction opposée à la ville, et les habitations sont peu nombreuses au voisinage de l'établissement.

Enfin la proximité de l'église Saint-Maurille n'a pas paru constituer un inconvénient sérieux : la tannerie en serait séparée par plusieurs murs et par le jardin du presbytère.

La Commission pense donc que l'emplacement choisi par le sieur du Raget est très-convenable pour l'exercice de son industrie, et que des motifs d'opposition élevés dans l'enquête, les uns peuvent être facilement atténués; les autres ne sont pas assez graves pour motiver le rejet de la demande. Il y a lieu d'ailleurs de prescrire au pétitionnaire les mesures hygiéniques propres à atténuer, autant que possible, les causes d'insalubrité ou d'incommodité. Ces mesures, dont l'énumération va suivre, ne paraissent pas appeler d'explication, parce que leur utilité est assez évidente par elle-même.

La Commission propose en conséquence d'émettre un avis favorable à la demande du sieur du Raget, à la charge, par cet industriel, de se conformer aux prescriptions suivantes :

1º Le canal d'écoulement des eaux de l'usine sera couvert jusqu'à la rive de la Loire, et sera en outre prolongé jusqu'au tiers de la largeur du fleuve à cet endroit.

2º Les ateliers et le dépôt des cuirs verts seront dallés ou bitumés avec pente convenable, et bien ventilés.

3° Les débris provenant des opérations ne pourront être brûlés ; ils seront enlevés au moins deux fois par semaine.

4º Les liquides provenant de la corroierie ne seront pas écoulés sur la voie publique ; ils seront transportés dans le canal de la tannerie.

5º Les mesures nécessaires seront prises pour que les eaux de ce canal n'entraînent avec elles aucune matière solide.

Commissaires : MM. JOUVET, LEROY.

BROSSARD DE CORBIGNY, *Rapporteur*.

Adopté le 11 décembre 1865.

Dépôt de charbon.

Le sieur Martinet, marchand de bois et de charbon en détail, occupe pour son industrie une partie de l'ancien palais des Marchands, rue Baudrière et rue du Petit-Prêtre. Plusieurs habitants de cette dernière rue ont adressé une pétition à M. le Préfet, pour se plaindre des inconvénients résultant, suivant eux, de la poussière abondante qui se dégagerait lors du tamisage des braises qui constitue une des opérations auxquelles se livre le sieur Martinet. C'est par suite de cette pétition que cet industriel a dû se pourvoir afin d'être régulièrement autorisé, car son commerce, qui comporte souvent des approvisionnements de plus de 100 hectolitres, est classé dans la 2e catégorie des établissements insalubres ou incommodes.

La Commission chargée d'examiner cette affaire s'est transportée sur les lieux et a visité le dépôt du sieur Martinet. Ce dépôt consiste en plusieurs pièces dans lesquelles se trouvent du bois, des fagots, du charbon de bois et surtout des braises de diverses grosseurs ainsi que de la poussière résultant de leur tamisage. Le local où s'effectue cette dernière opération est une pièce au rez-de-chaussée éclairée par des fenêtres que l'on ouvre lors du tamisage, et le courant d'air qui en résulte entraîne une partie des poussières par la porte qui fait face, d'où elles peuvent se répandre chez les voisins.

Un seul parmi ces derniers a paru être réellement exposé aux inconvénients signalés, c'est le sieur Roquier, chapelier, dont l'atelier est contigu à celui du sieur Martinet et prend jour par des châssis vitrés qui en constituent le plafond. Lorsqu'en été on ouvre les châssis pour aérer l'atelier, la poussière de charbon peut s'y introduire et nuire à l'industrie du sieur Roquier.

Quant aux autres signataires de la pétition, il n'a pas paru qu'ils dussent éprouver un inconvénient réel en raison de la distance à laquelle ils se trouvent. Le procès-verbal de l'enquête ouverte sur la demande du sieur Martinet, ne contient d'ailleurs aucune opposition et porte au contraire l'avis favorable de plusieurs personnes.

Il a donc paru à la Commission qu'il n'y avait lieu de se préoccuper sérieusement que de ce qui concerne la plainte du sieur Roquier. Mais il existe un moyen simple de lui donner satisfaction, c'est d'élever jusqu'à une hauteur d'environ 3 mètres le mur qui sépare son local du dépôt de charbons; par cette simple mesure il devra vraisemblablement être à l'abri des poussières. La question, renfermée dans ces limites, ne semble pas à la Commission appeler l'intervention administrative; c'est au propriétaire de l'immeuble habité par le sieur Roquier qu'il appartient de faire cesser l'état de choses dont se plaint son locataire, et l'intérêt particulier dont il s'agit n'est pas suffisant pour motiver une décision de l'autorité.

La Commission estime en conséquence qu'il y a lieu pour le Conseil de donner purement et simplement un avis favorable à la demande du sieur Martinet.

Commissaires : MM. F. JEANNIN, A. RICHARD, A. LEROY.

BROSSARD DE CORBIGNY, *Rapporteur*.

Adopté le 18 décembre 1865.

Porcherie.

Le sieur Richou, dans une lettre adressée à M. le
Préfet, expose que son habitation de Monteclair est
infectée par des odeurs insalubres s'exhalant de la
porcherie des hospices. Il rappelle que déjà en 1859
des plaintes furent émises au sujet de cet établissement,
lesquelles éveillèrent l'attention de l'autorité municipale, et provoquèrent une enquête ; qu'à la suite de
celle-ci fut rendu sur l'avis du Conseil de salubrité,
un arrêté préfectoral qui maintenait cette porcherie
dans l'endroit qu'elle occupe, mais en imposant à
MM. les Administrateurs des hospices certaines
prescriptions que nous rappellerons plus loin.

Aujourd'hui le sieur Richou demande la suppression
de cet établissement, alléguant que les prescriptions
indiquées, soit qu'elles aient été insuffisantes, soit
qu'elles n'aient pas été exécutées, ont été impuissan-
tes à faire disparaître les inconvénients qui furent, lors
de l'enquête, le sujet de plaintes nombreuses.

La Commission chargée d'examiner cette affaire
s'étant transportée sur les lieux, a pu s'assurer que
l'arrêté préfectoral a été exécuté en ce qui concerne le

pavage des cours à porcs, le transport du fumier au loin, l'établissement d'une pompe, mais que la partie supérieure du canal destiné à l'écoulement des déjections n'ayant pas reçu une pente suffisante, ou n'étant pas assez fréquemment lavé, les matières y séjournaient et pouvaient devenir un foyer d'infection.

A l'extrémité nord de la porcherie et en partie adossé au mur de l'enclos qui longe le chemin de Monteclair, se trouve un bâtiment, au rez-de-chaussée duquel on prépare la nourriture des animaux. Lors de sa visite la Commission a pu constater que la cuisson des aliments donnait lieu à un dégagement abondant de buées infectes, qui n'ont d'autre issue pour s'échapper que la porte d'entrée et une fenêtre de ce rez-de-chaussée. A droite de ce même bâtiment et également appuyé au mur de l'enclos, est établi un hangar sous lequel sont déposés des baquets remplis d'eaux grasses puantes, dont les émanations viennent s'ajouter aux vapeurs des chaudières.

Si l'on considère que la maison du plaignant est distante de 30 mètres à peine de ces ateliers, et que la hauteur du mur de l'enclos est certainement insuffisante pour la garantir, il sera facile de comprendre que par certains vents (les vents d'ouest surtout), les odeurs désagréables qui s'échappent de cette partie de la porcherie doivent pénétrer dans cette habitation et être une cause de grande incommodité pour ceux qui y demeurent.

En conséquence la Commission est d'avis :

1° Que l'atelier servant à la préparation de la nourriture des porcs doit être déplacé, qu'il pourrait être établi à l'extrémité ouest du hangar aux fourrages, et que malgré l'éloignement où il sera alors des habitations, il devra cependant recevoir toutes les dispositions qui peuvent empêcher les plaintes ou les réclamations ;

2º Qu'il n'y a pas lieu de déplacer les toits à porcs de l'endroit qu'ils occupent, mais qu'il sera utile de rappeler à MM. les Administrateurs des hospices, qu'ils doivent exécuter strictement l'arrêté de juin 1859, dont les prescriptions principales consistent dans des soins minutieux de propreté tels que le lavage et l'entretien du pavage des cours et des toits à porcs, le transport du fumier dans des fosses éloignées des habitations et du chemin, et le nettoyage chaque jour du canal qui longe le devant des cours.

Commissaires : MM. A. RICHARD, JEANNIN, BROSSARD DE CORBIGNY.

F. LEROY, *Rapporteur*.

Adopté le 18 décembre 1865.

Dépôt de chiffons.

———

Le 7 octobre 1865 le sieur Raveneau, marchand de chiffons, impasse du Serpent, a adressé une demande à M. le Préfet, afin d'obtenir l'autorisation de continuer son industrie dans le logement qu'il occupe.

La Commission désignée pour visiter cet établissement, s'y est transportée après avoir constaté qu'il n'existe aucune plainte au procès-verbal d'enquête. Elle a pu s'assurer aussi qu'aucun des voisins n'en était incommodé et que tous rendaient un témoignage favorable à sa bonne tenue.

Ce magasin est situé au fond et à gauche de l'impasse du Serpent, sur lequel il s'ouvre par une très-large porte. Il y a une cour très-spacieuse qui la précède et dans laquelle on peut faire toutes les manipulations et les chargements sans jamais gêner la voie publique. On y remarque seulement des instruments de pesage et des vieux papiers. Une vaste pièce au-dessus du rez-de-chaussée contenait une grande quantité de chiffons inodores en tas et en sacs, mais aussi des peaux de lapin fraîches et d'autres desséchées incomplétement et en grand nombre. Au-dessous de cette pièce, dans une cave voûtée et bien fermée, se trouvait un dépôt d'os de 15 hectolitres environ exhalant à l'intérieur une odeur fétide qu'on ne ressentait pas au dehors.

En conséquence, les soussignés ont pensé que l'autorisation sollicitée devait être accordée aux conditions suivantes :

1o Ne jamais conserver de peaux ni de matières capables de répandre une odeur insalubre ou incommode pour le voisinage ;

2o N'avoir à la fois en dépôt qu'une quantité d'os ne dépassant jamais 4 hectolitres, lesquels os devront toujours être enlevés au moins tous les quatre jours, un plus long séjour pouvant donner lieu à des inconvénients, à des dangers sérieux.

Commissaires : MM. BROSSARD DE CORBIGNY, A. RICHARD, A. LEROY.

F. JEANNIN, *Rapporteur.*

Adopté le 18 décembre 1865.

Dépôt de chiffons.

Par sa lettre à M. le Préfet en date du 25 novembre 1865, le sieur Augeard demande l'autorisation d'avoir provisoirement un magasin de chiffons dans un grenier du Grand-Louis, place Cupif, et de pouvoir le transférer le 24 juin 1866, dans les appartements de M. Rousseau-Genay, rue de la Lamproie.

La Commission a visité les lieux, qui ont paru convenables pour ce genre de commerce. Deux chambres contiguës au rez-de-chaussée et ouvrant sur la rue serviront de magasin; les chiffons seront là sans gêner ni incommoder personne. Le sieur Augeard s'est formellement engagé à n'y loger que des chiffons, de la filasse, des vieux papiers, de la ferraille et jamais ni peaux ni os de quelque sorte que ce soit, ni toutes matières quelconques, pouvant dégager des émanations désagréables et insalubres qui seraient tout particulièrement pernicieuses dans cette rue étroite et basse où l'air circule difficilement.

A ces conditions qui devront être prescrites et surtout rigoureusement exécutées, l'autorisation demandée par le sieur Augeard doit lui être accordée.

Commissaires : MM. BROSSARD DE CORBIGNY, A. RICHARD, A. LEROY.

F. JEANNIN, *Rapporteur.*

Adopté le 18 décembre 1865.

Tuerie privée.

Le sieur Gouesbeault, boucher à la Pyramide, a écrit à M. le Préfet, le 11 octobre 1865, pour lui demander l'autorisation d'établir une tuerie privée dans cette localité. La Commission désignée s'est transportée sur les lieux afin d'examiner cette affaire.

Il n'existe au procès-verbal d'enquête aucune opposition ni plainte, et M. le Maire de Trelazé ne propose pas le rejet de la demande du sieur Gouesbeault, à la condition toutefois que le sang des animaux sera enlevé au fur et à mesure, ou qu'il sera enfoui dans le sol à une profondeur suffisante pour qu'il ne puisse en résulter aucune mauvaise exhalaison. Mais il y a une chose digne de remarque c'est que M. le Maire semble ignorer que la tuerie existe déjà et qu'on y tue depuis longtemps sans avoir attendu l'autorisation de M. le Préfet.

Cet établissement est situé vers le milieu du village de la Pyramide, à gauche en venant d'Angers, à 50 mètres environ de la route impériale n° 152, et à 30 mètres derrière les maisons les plus rapprochées. Il se compose d'une pièce qui sert actuellement d'abattoir;

elle est pavée en larges ardoises disjointes dont les interstices et les inégalités retiennent le sang et lui permettent de séjourner ou de s'infiltrer dans le sol. Pour le compléter une deuxième pièce contiguë et deux écuries sont en construction. Dans un champ y attenant, du sang et des débris d'animaux ont été enfouis avec des précautions insuffisantes ; le sang même, entraîné par les lavages, y arrive par une rigole découverte et mal faite qui lui permet de s'épandre en plein air et de devenir ainsi une cause d'insalubrité.

Nonobstant ces observations, cet abattoir a paru propre et bien tenu, et ce que la Commission a pu voir a confirmé les bons renseignements qu'elle avait recueillis. Au reste la situation est des plus propices pour y aborder et pour permettre une surveillance efficace et facile de la part de l'autorité. Un puits est à proximité et fournira toujours la quantité d'eau nécessaire aux lavages et aux soins de propreté. Les bouchers des Justices et de Trelazé trouveront là une tuerie fort commode et la Commission pense qu'elle doit être autorisée aux conditions suivantes :

1º Le sol de l'abattoir sera légèrement incliné et dallé en pierres unies dont les interstices seront comblés par du ciment hydrofuge de manière que ni le sang ni aucun débris d'animaux ne puissent y séjourner malgré les lavages fréquents qui devront toujours être pratiqués, afin ainsi d'entraîner les matières dans une citerne couverte qui sera pratiquée dans l'intérieur ou à la porte de l'abattoir.

2º Le contenu de cette citerne, le sang, les fumiers,

les peaux, les débris d'animaux seront enlevés au fur et à mesure, ainsi que le sieur Gouesbeault s'est formellement engagé à le faire.

3° Il ne sera jamais enterré d'animaux ou de leurs débris dans le voisinage de l'abattoir, à cause de la proximité des maisons et de la route. Ils devront être transportés au loin, au fur et à mesure, dans les lieux que l'autorité assignera. Il en sera de même pour les fumiers.

4° La plus grande propreté sera entretenue de manière à ce qu'il ne se dégage aucune odeur insalubre ou seulement incommode pour les voisins.

5° Il sera interdit d'y conduire ou d'y tuer sous quelque prétexte que ce soit, des animaux atteints de maladies quelconques.

La Commission demande l'exécution rigoureuse de toutes ces conditions sans lesquelles cet abattoir pourrait devenir un foyer d'infection.

Commissaires : MM. LAROCHE (Edouard), LEROY.

JEANNIN, *Rapporteur.*

Adopté le 9 janvier 1866.

TABLE DES RAPPORTS

ANGERS, IMPRIMERIE P. LACHÈSE, BELLEUVRE ET DOLBEAU.